はたらく看護師のための自分の育て方

キャリア選択に活かす気づきのワーク17

川﨑つま子　東京医科歯科大学病院患者相談室長補佐

高田朝子　法政大学経営大学院イノベーション・マネジメント研究科教授

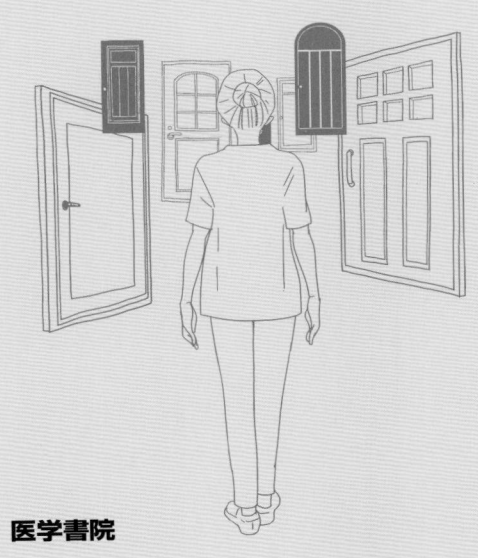

医学書院

はたらく看護師のための自分の育て方
―キャリア選択に活かす気づきのワーク 17

発　　行　2023 年 1 月 1 日　第 1 版第 1 刷©

著　　者　川﨑つま子・高田朝子

発行者　株式会社　医学書院
　　　　　代表取締役　金原　　俊
　　　　　〒113-8719　東京都文京区本郷 1-28-23
　　　　　電話　03-3817-5600(社内案内)

印刷・製本　三報社印刷

ISBN978-4-260-05059-3

はじめに

　「あなたは生まれ変わっても、また看護師になりますか？」と質問されたなら、筆者は迷うことなく「はい」と答えます。この職業に出会えたことに心から感謝し、これからの人生も看護師であり続けたいからです。ただ、はじめからそう考えていたわけではなく、前半生は紆余曲折の連続でした。岩手県で育った少女時代、東京に近づく手段として両親を説得して埼玉県の看護学校に進学したのがこの職業を選んだ不純なきっかけでした。就職してからも、第一希望の脳外科病棟に配属されてすぐ職場不適応になり、数か月で体重が 13 kg 痩せる試練の時期を迎えました。その後、現場の業務をひと通り覚えた若手時代には「できる（ようになった）自分」に陶酔したり、周囲の同僚を舐めていたりした時期さえあったように思います。その後にさらに出会った挫折の経験を振り返って恥ずかしくもあります。自らの未熟さから患者を深く傷つけたこともありました。

　看護師が 100 人いれば、100 通りの個性と 100 種類のキャリア選択があります。還暦を過ぎてプラチナナースと呼ばれる年代にある筆者の願いは、同じ看護師の道を選ばれた皆さんが、それぞれに幸せに輝ける道を歩んでゆかれることです。人生は意思決定の連続です。職場のことでも暮らしのなかでも思い悩むことは多々あるでしょう。ただ、さまざまな学びから気づきを得て、まず落ち着いて課題に向き合える心がまえを確立できたら、くよくよ悩んでしまう時期を越えて、新たな成長の扉をひらくことができるでしょう。

　筆者は 40 代で看護管理者の道を選んでから、一般社会で広く通用する経営学などの知の世界に触れ、さまざまな先人の理論やフレームワークを学ぶようになりました。部署運営やスタッフとの関わりに悩んだとき、また日々の看護管理にその成果を実際に活かす

ことができ、効果を実感しました。ただ、もっと早い時期にそうした学問に出会って考えを深めることができていたら、より良くできてこられたかもしれないと残念にも思っていました。それが、マネジメント学の専門家で専門職研究者としても著名な法政大学の高田朝子教授を共著者として、コロナ禍中で可能なかぎり議論を重ねながら2人で本書を準備してきた背景です。

本書は看護師が幸せに勤め、暮らしてゆけるための本です。そのための情報を整理して伝え、自分自身のための意思決定トレーニングを勧め（第Ⅰ部）、具体的なワークを提案します（第Ⅱ部）。成人として社会で既に勤労してきた「私」を、さらに成熟した大人に育ててゆくことこそ、その幸せを支える土台になる――。それが、筆者たちが届けたいメインテーマです。

書名の最初に掲げる「はたらく」は、漢字の「働く」でなく、あえてひらがな表記にしました。語源は諸説ありますが、「傍（はた）を楽（らく）にする」が転じて「はたらく」となったという説が、看護という仕事を通じて周囲・地域の人たちを楽にしたい私たち看護師にぴったりで、自らの人生の中でも、常に傍を楽にする存在でありたい、あってほしいと願うからです。

2022年11月　研修のため松本に向かうあずさ号の車中で

川﨑つま子

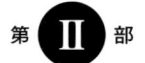

装画・本文イラスト　　広田奈都美（漫画家・看護師）
装丁・本文デザイン　　加藤愛子（オフィスキントン）

❧Column

第 **Ⅰ** 部

幸せにはたらき
続けるために

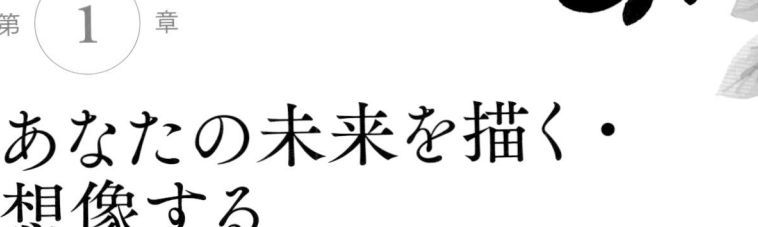

第 **1** 章

あなたの未来を描く・想像する

1. あなたが直面する「今」に向きあう

　本書を読み始められたあなたは今、自分の人生を何歳まで続くものだと考えていますか？

　そして、何歳まではたらき続けたいと考えていますか？

≈

　2022年時点の日本人の平均寿命は、女性87.57歳、男性81.47歳[＊1]となり、過去最高の水準を維持しています。女性は1985年以来、世界第1位の長寿をキープしています。男性は世界第3位です。

　人生100年時代[＊2]が見通せるようになり、自分自身の人生も、平成時代までの常識にはなかった長期スパンで考える時代になりました。企業組織も、60歳定年制を撤廃し、65歳に変更するところが増えています。あなたが現在の給与を得られている環境での「定年後」の人生を、真剣に考える時代が始まっています。看護専門学校を21歳で、または看護系大学を22歳で卒業して看護師になったとして、職業人生を40数年という年月を経て到達する65歳以降にも長い年月を過ごすことになります。

＊1 …厚生労働省：令和3年簡易生命表による（ホームページで公開）。
＊2 …同上：「人生100年時代」に向けて，で詳しく解説されている。

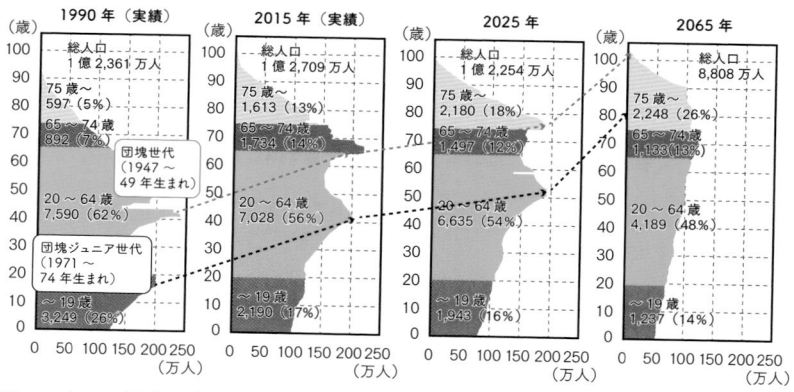

Chart 1-1　日本の人口ピラミッドの変化
［平成 29 年度版厚生労働白書図表 1-1-1．より］

　本書のテーマはあなた、**看護職が幸せにはたらき続けること**です。本章では最初に、今のあなたとしては遠い先のことかもしれない 65 歳からの人生設計——プラチナナース［＊］としての自分を見すえた未来をもしっかりと構築するところから、逆向きに想像してみましょう。

　Chart 1-1 は、まず外れることのないこの国の確定した姿です。2025 年、そして 2065 年に、あなたは社会のなかでどの層にいるでしょうか。

1）看護職ならではのキャリアプラン

　近い未来に、ナースの現場から離れることを第二の人生ととらえて、まったく新しいことにチャレンジするのもすばらしいことです。ただ、看護の道を選ぶことができたあなたに、できれば何らかの形でケアにつながる仕事を続けてほしいと筆者（川﨑）は希望します。

＊……定年退職前後世代の熟練看護師のことを指す近年の造語。日本看護協会は冊子『プラチナナース活躍促進サポートブック』を 2022 年に公開、厚生労働省は「看護職のキャリアと働き方支援サイト」を運営している。

年齢を重ねても、看護師として活躍できる仕事がたくさんあるから
です。専門職ならではのキャリアプランで、60代70代を見越した
人生設計が可能になります。あなたが必要とされる現場があります。

　実例を示しましょう。筆者は、2020年3月に大学病院での看護
部長職を辞した後、1年間フルタイム勤務から離れ、同じ病院内に
て週4日、患者相談室で患者さんの悩みや相談事、医療者との衝突
（コンフリクト）に対応する業務に就きました。若い方には向かない
ミッションです。また同時に、週1日はこれまで続けてきた看護管
理者の人材育成や関連研究にも大学教員たちと協働して取り組むこ
とにしました。2022年からは新たに医療法人社団の病院グループ
の看護局を束ねる組織づくりの仕事を週2日引き受け、患者相談室
の役割を週3日として、再び週5勤務に戻しました。これまでの
経験を生かして、自分の能力をフル活動できる仕事に充実感を感じ
ています。土日は、職場を離れてしっかり休むのも仕事のうちだと
考えています。

2）プラチナナース3人の選択

　筆者の友人の例を挙げます。3名とも仮名です。

　75歳の和子さんは、今なお現役として活躍しています。62歳時
の定年退職まで600床規模病院の看護師長として勤務後、65歳ま
で県看護協会ではたらき、さらに県の委託事業の患者相談を受け持
つ企業に雇用されて相談業務全般と相談員のマネジメントを担当し
ています。誰からも愛される柔和な人柄で、歳を重ねた今でも本人
は、「周囲に助けてもらいながら今の仕事ができているだけ」と謙
虚に話されます。

　70歳の洋子さんは、看護専門学校の専任教員の仕事を定年1年
前に退き、その後は地域の介護施設で週2日看護師としてはたらき、
残りの時間は居住地域の民生委員として活躍しています。全国的に
民生委員のなり手が不足し、また超高齢社会の進展に伴い1人の委

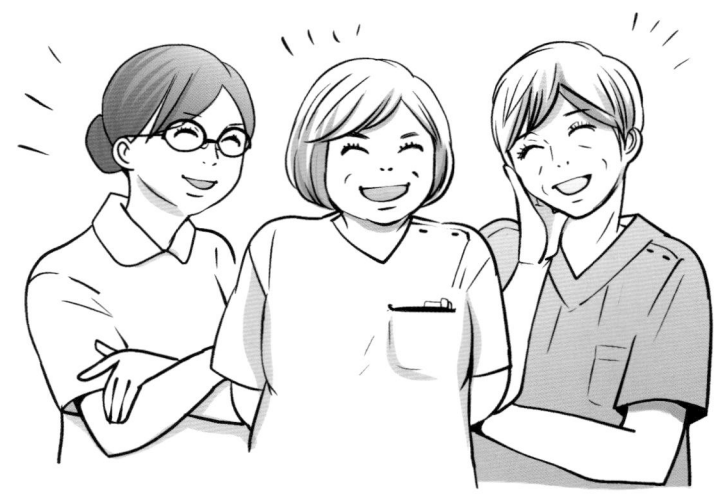

員がカバーする対象者数が増えている現在、洋子さんは、「けっこう忙しいのよ」と、充実感に満ちた顔で話してくれます。

　63歳の久美子さんは、勤務先病院の定年規定から4年前倒しの58歳で退職、ストレスフルな現場生活に終止符を打つことを選びました。その後は、趣味の茶道と能楽を楽しみながら、大学院で学び、資格を取得したカウンセリングの仕事に就いています。筆者は、看護の仕事が大好きだった久美子さんが早期退職したと聞き、大変驚きました。その後の生活設計はどうかとも質問したところ、住居（マンション）のローンも完済し、これからの人生でかかる費用と預貯金などもすべて計算し、十分生活できると判断したようです。現場の仕事は好きだけれども、価値観の違う上司にストレスを感じて過ごすことより、もっと自分らしく生きる道を選んだとのこと。

　3人の友人たちは、いずれも看護職にあった自身のキャリアを生かしながら、無理せず自分らしく、現代社会の中で上手に生きています。筆者自身も、彼女たちの選択を参考にしたこれからの人生を

楽しみにしています。

　看護師は長い職業人生を通して活躍でき、はたらきどころを得られる専門資格です。またどんなベテランたちにも、深く悩み、迷った時期がありました。あなたがイメージする理想のキャリアに重なる道すじを探してゆきましょう。

2.　専門職としての看護師の条件

　筆者は、学生時代に医学と看護学の違いについて学んで以来、医療の中で看護が担う役割について深く考えるようになりました。「医師と看護師は車の両輪」[*] と学びましたが、実際、看護師としてはたらいてみると、この目に映る両者の関係は、必ずしもそう言える関係ではありませんでした。看護師は医師の指示を忠実に実行し、本来看護師が独自に判断できる清潔ケアなどの看護援助についても、そのつど、医師から許可をもらっている状況でした。看護の独自の視点で患者さんを捉えて、医師に意見が言える看護師は数えるくらいでした。あなたの周囲ではいかがでしょうか。

1）医学と看護学の違いから

　改めて捉えると、医学は、人間の病気の治療、予防、健康の増進を研究・開発する学問です。一方、看護学は人間の健康の回復、保持、増進を目的として生活を支える学問です。身近ではたらく医師の多くが日々、どのようにして自らの責任を果たすべく研鑽を積んでいるか、読者の皆さんは目の当たりにしてきたのではないでしょうか。その一方で看護師であるあなたは、自身の看護実践とこれまでの学びについて、恥じるところはあるでしょうか。看護師たちもまた、日々の現場で専門職の役割を果たすために奮闘し、その結果

＊……英国留学中に，セント・トーマス病院医学校でナイチンゲール流の看護学に触れた高木兼寛（東京慈恵会医科大学創設者）の言葉。

❶看護の対象である人々のことを第一に考える
❷常に専門的知識を身に付ける努力を怠らない
❸他者と知識を共有し、ともに成長できる
❹高い倫理観や道徳観に従って仕事をする
❺誰に対しても効果的なコミュニケーションを取る
❻謙虚な気もちを忘れず、他者への称賛を惜しまない
❼他者に感謝の気もちを表す
❽笑顔を絶やさず、常に前向きな態度で臨む

Chart 1-2　看護師がプロフェッショナルである条件（川﨑の考え）

として社会から職分として認められてきたことを、決して忘れては
いけません。

　学問はそれぞれ、実践を通じて発展させる必要があります。看護
学の発展は、看護実践に携わる一人ひとりのナースの探求心にか
かっていると言えます。その覚悟なくしては医師と伍して専門職、
つまり、自律したプロフェッショナルとして長く幸せにはたらき続
けていくのは難しいでしょう。

2）看護師がプロフェッショナルである条件

　看護師が幸せにはたらくには、専門職であることを忘れずに努め
ることが不可欠です。その前提として、看護師がプロフェッショナ
ルであるために筆者が考える条件は、Chart 1-2 のとおりです。

　最も重要な条件は①、患者ファーストであることです。看護の対
象である人々のことを第一に考えることが重要です。言葉で言うの
は簡単ですが、実践するとなるとなかなか難しいところです。次に
②、専門職は必要な教育を受けて、難しい国家試験に合格してその
資格を得ることができます。しかし、医療の進歩はめまぐるしく、
職業についてからも引き続き専門的知識を身に付ける必要がありま

す。また、身に付けた知識を他者と共有してともに成長することが大切です。

　医療は人間の生老病死に深く関わり、生命と尊厳に関わる内容が多く存在し、さまざまな倫理的課題があります。そのため看護師には、高い倫理観や道徳観が求められます。看護は患者やご家族、医療従事者との関係性の中で行われます。誰に対しても効果的なコミュニケーションが求められています。常に謙虚な気もちを忘れずに、他者への称賛を惜しまない態度が必要です。また、他者に対する尊敬の念をもち、感謝の気もちをもちたいと筆者は考えます。

　看護学研究では、専門職である看護師の行うケアの実践が、看護師のはたらきがいに循環してゆくケアリングのサイクル（循環）について研究が進められています。ケアリングは医学の体系からは生まれず、看護学発の知見として超高齢社会を支えるうえで注目されている概念です。

> ケアリング：①対象者との相互的な関係性、関わり合い、②対象者の尊厳を守り大切にしようとする看護職の理想・理念・倫理的態度、③気づかいや配慮、が看護職の援助行動に示され、対象者に伝わり、それが対象者にとって何らかの意味（安らかさ、癒し、内省の促し、成長発達、危険の回避、健康状態の改善等）をもつという意味合いを含む。また、ケアされる人とケアする人の双方の人間的成長をもたらすことが強調されている用語である。
>
> ［日本看護協会：看護にかかわる主要な用語の解説. p.14, 2007. 強調は筆者.］

3. 改めて看護という仕事に向きあう

1）人とは何か、ケアする人とは何か

　以前勤務していた病院でのことです。病棟ラウンドのためスタッフステーションを訪ねると、車いすに乗せられてうなだれている患者さんに出会いました。その方は見慣れない新顔だと思ったのでしょう、筆者を見つけるなり手招きをして呼び寄せ、白衣を引っ張り、自分の部屋に連れて戻ってくれと訴えます。看護師に事情を聞くと、認知症の患者さんで、昼夜逆転傾向にあり、できるだけ日中は車いすで過ごしてもらっているとのことでした。しかし、患者さんはベッドに横になることを希望し、車いすで過ごすことは望んでいない様子でした。患者さんと看護師両方の状況がわかるだけに、筆者の中にもやもやとした感情が残りました。また時を同じくして、地域の訪問看護師に「入院が長引くと、病気が治ったのに患者さんのADLはかなり低下し、自宅で生活できなくなり、結局施設入所になってしまうケースが多くある。だから、1日でも早く自宅に帰してほしい」と言われるようになりました。

❧

　ケアする人とは、誰のために何をする人なのでしょうか。
　これらの出来事から、筆者を含め看護師は、もっと高齢者看護や認知症看護について学ばなければいけないと考えるようになりました。そして、そもそも人とはどのような存在なのかと深く考えるようになりました。

2）「人間らしさ」との出会いと学び

　そこで、看護師よりも多数の高齢者ケアに慣れ親しむ業種である

介護福祉士の方々から学びたいと、介護系雑誌を購読するようになりました。そこで、本田美和子医師による「ヒューマニチュード(Humanitude)」についての記事[*1]に出会いました。筆者の従来の意識を覆す衝撃的な内容であり、その後、本田医師とユマニチュード考案者のイヴ・ジネストの両氏を自らが看護部長として勤務する病院に招聘し、入院患者さんに対して、ユマニチュードを実践していただくことにしました。その実際のケアによって患者さんがそれまでとあまりにも違う様子に快復されるのを目の当たりにし、ただただ驚いたのです。そばで一緒に見ていたご家族も、「こんなに穏やかに話す父を、久しぶりに見ました」と、とても喜んでいました。

ユマニチュードは、フランス語で「人間らしさ」を表す言葉です。「人とは何か」、「ケアする人とは何か」を問う哲学に基づき、150を超える具体的なケア技法から成り立っている方法論です。そのなかで、看護の対象である「人とは何か」について、"人はただ生まれただけでは人間になれない。誰かから必要とされ「あなたは人間です」、「あなたのことが大事だ」と尊重されることによって初めて人間らしさを獲得し、人間の社会に属することができる"といった内容が述べられています[*2]。

また「ケアする人とは何か」について、"職業人であり、健康に問題のある人に対して、その人の健康状態のレベルに合わせてケアする人。どんなすばらしいケアでも、その人のレベルに合っていなければ意味がない。ケアする人は「今自分が何をしているのか」目的意識を明確にしておかなければいけない。ケアする人は「相手の能力を奪わない人」である"とも述べています。

＊1…本田美和子：ヒューマニチュード（Humanitude）がケアする人の文化・意識革命を起こす　認知症の人に対する新たなケアメソッド．CARE WORK．11（7）：3-7, 2013.
＊2…本田美和子, イヴ・ジネスト, ロゼット・マレスコッティ：ユマニチュード入門．医学書院，2014.
　　　このときジネスト氏から「あなたが体験したことについて、筆者（川﨑）がレポートにしてフランスに送ってほしい」と振り返りを依頼された内容が、同書巻末（pp.142-145）に「ユマニチュードとの出会い」として掲載。

またジネスト氏は、その手技の効果に驚くばかりの筆者に、「日本のナースはリハビリテーションについてどのように理解しているのか?」、「自力で立つことができる人に対して、なぜ寝た状態で体を拭くのか?」と質問してきました。返す言葉もありませんでした。私たち日本の看護師は、ケアする人は「相手の能力を奪わない人」という原則に従って、看護をしているのだろうかと自問する日々が続きました。この学びが、その後の勤務先病院での看護部改革につながっています。

医師や介護福祉士といったケアに関わる他職種から、また何より患者さんの回復過程から、自分たち自身のために真摯に学ぶこと。学び続けること。それが、看護師がプロフェッショナルとして社会に寄与していく大きな条件であると、筆者が確信した出来事でした。

4. キャリアの分岐点に気づく

話題を、看護師のキャリア選択に移しましょう。Chart 1–3 に、はたらく現場ごとのナースの人数を示します。こうした政府統計は毎年税金を使って集計され、公表されています。看護職が公に貢献する社会資源だからです。あなたも現職であるなら、この中の 1 人としてカウントされているでしょう。

看護職が勤めることができる場所や施設の細目については他にも多数の情報 [*] が世にでており、あなたの周囲でも PR されていることでしょう。一覧すると多様なようですが、看護師としての将来について突きつめて考えると、概ね次の 1) から 3) のパターンに集約されます。ナースとして一般的なキャリアといえる各科・領域への異動があることを前提とする、1) ジェネラリストの道を究めるのか、興味・関心のある分野を 2) スペシャリストとして極める

*……日本看護協会の『はたさぽ ナースのはたらくサポートブック』など、インターネットで公開されているものが多数あります。

	保健師		助産師		看護師		准看護師	
	実人員	常勤換算数	実人員	常勤換算数	実人員	常勤換算数	実人員	常勤換算数
実人員・常勤換算数（人）								
総数	55 595	51 405.1	37 940	34 248.4	1 280 911	1 172 014.1	284 589	246 696.0
病院	3 559	3 329.7	23 321	22 217.2	883 715	846 036.3	101 628	93 985.3
診療所	2 301	2 088.1	8 562	7 382.9	169 343	135 240.4	92 389	76 829.4
助産所	4	3.8	2 369	1 955.6	267	218.4	68	55.6
訪問看護ステーション	307	255.0	37	28.5	62 157	53 404.2	5 347	4 327.3
介護保険施設等	1 603	1 527.9	...	...	100 701	82 697.4	70 477	59 563.0
社会福祉施設	519	457.9	23	20.0	22 021	18 332.5	10 555	8 860.4
保健所	8 523	7 963.3	354	195.2	1 543	918.5	43	25.1
都道府県	1 429	1 349.3	65	59.7	2 099	1 717.1	39	27.1
市区町村	30 450	27 967.8	1 474	792.9	7 544	4 818.0	903	542.3
事業所	3 789	3 551.5	29	19.1	5 176	4 349.4	1 063	808.3
看護師等学校養成所又は研究機関	1 194	1 159.2	1 562	1 487.9	17 519	16 868.1	46	39.9
その他	1 917	1 751.6	144	89.4	8 826	7 413.8	2 031	1 632.3
構成割合（%）								
総数	100.0	100.0	100.0	100.0	100.0	100.0	100.0	100.0
病院	6.4	6.5	61.5	64.9	69.0	72.2	35.7	38.1
診療所	4.1	4.1	22.6	21.6	13.2	11.5	32.5	31.1
助産所	0.0	0.0	6.2	5.7	0.0	0.0	0.0	0.0
訪問看護ステーション	0.6	0.5	0.1	0.1	4.9	4.6	1.9	1.8
介護保険施設等	2.9	3.0	...	...	7.9	7.1	24.8	24.1
社会福祉施設	0.9	0.9	0.1	0.1	1.7	1.6	3.7	3.6
保健所	15.3	15.5	0.9	0.6	0.1	0.1	0.0	0.0
都道府県	2.6	2.6	0.2	0.2	0.2	0.1	0.0	0.0
市区町村	54.8	54.4	3.9	2.3	0.6	0.4	0.3	0.2
事業所	6.8	6.9	0.1	0.1	0.4	0.4	0.4	0.3
看護師等学校養成所又は研究機関	2.1	2.3	4.1	4.3	1.4	1.4	0.0	0.0
その他	3.4	3.4	0.4	0.3	0.7	0.6	0.7	0.7

Chart 1-3　就業場所別にみた就業保健師等（実人員・常勤換算数）

[厚生労働省：令和2年衛生行政報告例（就業医療関係者）の概況．p.3．2022．より．2020年末現在]

のか、または、いわゆる管理（マネジメント）職として、3）看護管理者として活躍したいのか。この3つです。

　看護の世界でそれぞれが重要な役割を担っています。自身のキャリアを模索する際には、まずは自分で自分を決めつけずに、この3つの選択肢を考慮して、それぞれでの可能性を検討することを筆者はお勧めします。本書の第Ⅱ部で、そのためのワークも提供します。

1）ジェネラリストの道

　少子・超高齢社会や疾病構造の変化の中で、複雑で多岐にわたる看護問題を抱える患者に対して、広く看護全般の看護実践能力を備えたジェネラリストの存在は、ますます重要となります。日本看護協会は、「特定の専門あるいは看護分野にかかわらず、どのような対象者に対しても経験と継続教育によって習得した多くの暗黙知に基づき、その場に応じた知識・技術・能力を発揮できる者」と定義しています。

　現在、ジェネラリストとしての実践能力の指標となるものは、2016年に日本看護協会が提示している「看護師のクリニカルラダー」[*]があります。このラダー（はしご）は、看護実践の場や看護師の背景にかかわらず、すべての看護師に共通する看護実践能力の指標です。この指標は、看護実践能力の評価としても活用することができ、看護師は能力段階を確認しながら、自己研鑽や人材育成に活用することができます。現在の職場で、どのレベルを満たしているか、まず自己評価（セルフチェック）してみましょう。そして、その実践例での最高水準（レベルⅤ）を、あなたは達成できるか、またはめざしたいか、自身に問いかけてみてください。

　実際にこのラダーを昇るための学習内容・活用の手引きもホームページで公開されています。

＊……https://www.nurse.or.jp/nursing/education/jissen/ladder/［2022.11.1 閲覧］

2）スペシャリストの道

　一方、スペシャリストについて日本看護協会は、「一般的に、ある学問分野や知識体系に精通している看護職」、「特定の専門あるいは看護分野で卓越した実践能力を有し、継続的に研鑽を積み重ね、その職務を果たし、その影響が患者個人に留まらず、他の患者や医療従事者にも及ぶ存在であり、期待される役割の中で特定分野における専門性を発揮し、成果を出している者」と定義しています。

　スペシャリストも、日本看護協会が認定している専門看護師、認定看護師と、医師の事前指示に基づいて、医行為の一部を実践する特定看護師、診療看護師と、時代の変化のなかで、さまざまなかたちで誕生しています。今後もそのニーズは拡大していくと思われます。

3）看護管理者の道

　看護管理者については、日本看護協会が資格要件を定めて、認定看護管理者を認定しています。看護管理者の教育は、認定看護管理者養成施設において、ファーストレベル・セカンドレベル・サードレベル研修が行われています。しかし、それらの研修が看護管理者になるための必須条件ではなく、**各施設の事情に合わせて、看護管理者が任命されているのが実情**です。また、それぞれの役割に対する処遇は、施設によって定められており、統一されたものはありません。

✿

　ジェネラリストは、臨床看護師のいわば王道で、活躍の場は無数に広がっています。ただ、明確な昇進や厚遇を受ける機会には恵まれにくくなります。看護管理者については、組織内での昇進や昇給といったかたちでの報酬（p.048）を得られる機会がありますが、ス

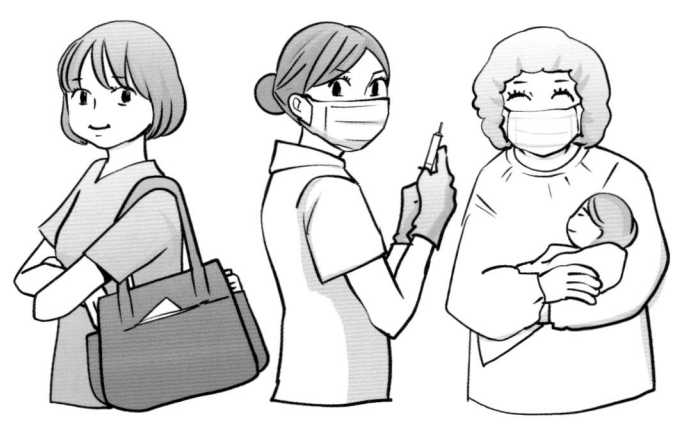

ペシャリストに対しては 2022 年の現状でそうした機会は少なく、昇進のために看護管理者との二足の草鞋を履いて活躍している人もいます。今後スペシャリストが増えていく中で、徐々に整備されていくことは間違いありませんが、現状としては不安定なキャリアパスに映るのもたしかです。

　それでも、本書を手に取ったあなたが、何か決まった分野ではたらきたい、究めたいと思われるなら、2）や 3）の道に進むチャンスを逃すべきではないと、筆者は背中を押したいと思います。なぜなら特定の分野での学びを深めることによって、そこでしか得られない知見が得られ、それを患者さんの健康回復に活用することができると考えるからです。あなた自身の幸せに直結するだろうと想像します。また、1）の道を進む仲間であるジェネラリストたちに最新情報を提供して看護師全体のレベルアップを図り、より質の高いケアへとつなげることができます。スペシャリストはチーム医療において、ジェネラリストとは違う形での多職種との協働が展開できますから、その役割に見合った処遇が追いついてくることも期待しています。

5.　自分を取り巻く世界を知る

　自分のキャリアを考えるときには、自らの仕事についての理解を深めること、自身の気もちや考えを深く探求することの2点がとても大切です。そのうえでさらに広い視野に立って、医療や看護を取り巻く周辺環境にも目を向け、理解することは、自身が今後どのようなキャリアを歩むのかを考えるうえでも大変重要なことです。

　ただ、卒後すぐの新人時代には難しいことでしょう。個人差はあるでしょうが、本書に興味をもって手に取られたあなたにちょうど適齢期の知見だろうと思います。

1）少子・超高齢化がもたらすもの

　2021年時点で、わが国の65歳以上の高齢者は、3,640万人。総人口に占める割合は過去最高の29.1％で、毎年更新されている状況です。75歳以上の後期高齢者は、1,880万人で総人口の15.0％です。一方、出生率は、人口動態統計（確定数）〔令和3年（2021）〕によると出生数が81万1,622人と過去最低です。こうした少子・超高齢化の進行は、医療保険、年金保険、介護保険などの社会保障制度を脆弱にしています。2020年には、2.06人の現役世代（15〜64歳）で1人の高齢者を支える形となっています。

　超高齢社会の問題は、医療だけの問題ではなく、生活と安全にかかわる問題も含んでいます。2019年の国民生活基礎調査の結果、65歳以上の者のいる世帯構造を見てみると、単身世帯及び夫婦のみの世帯が、65％以上を占めています。この数値からも、高齢者を取り巻く環境は、社会のサポートなしには難しい状況がうかがえます。社会資源の活用が必至の状況であることがわかります。

看護師にとって、こうした社会変化は常に他人事ではありません。高齢入院患者の退院調整に苦労した経験をもつ読者も多いのではないでしょうか。キーパーソンも高齢であり、退院後自宅で生活するのに困難な状況となり、退院調整に難渋しているケースが多くなりました。また、キーパーソンが離れて住む子どもの場合は、状況を十分に把握していないこともあり、患者不在で子どもの都合でさまざまなことが決められることもあります。患者の命と生活にかかわる看護職の役割はますます重要となります。

2）医療の進歩と疾病構造の変化

　かたや、医療は日進月歩で進歩しており、先端医療や再生医療、医薬品の開発はめまぐるしいものがあります。看護師は、常に新しい知識や技術を学び続ける必要があります。国立がん研究センターが2020年に公表している、この国のすべての患者（全部位全臨床病期）の5年生存率は、68.4％でした。疾病構造は、悪性新生物、高血圧、脳卒中、糖尿病などの慢性疾患が主体となっています。慢性疾患患者の看護は、多くの看護師が身に付けなければならない知識や技術となります。

　ところが、2019年12月に中国武漢市から発生した新型コロナウイルス感染症は全世界に広がり、人々の命や健康、平穏な日常を奪いました。そして、本書執筆時点でなおその闘いは続いています。医療現場ではたらく誰もが、新たな感染症の脅威と闘わなければいけない状況となっています。感染症に対する知識や技術についても、学んでおく必要があります。

3）災害医療・看護への備え

　自然災害の発生にも目を向ける必要があります。2011年に発生した東日本大震災をはじめ、日本は度重なる災害に見舞われ、災害はいつどこで発生してもおかしくない状況です。自分と家族の安全

を確保するためにも、日頃より、避難場所や避難経路を確認し、インフラが遮断された状況を想定した物品の準備が必要になります。居住地で行われている、災害発生を想定した訓練には積極的に参加し、日頃より災害に備えておく必要があります。

　災害時の医療や看護は、平時とは違うものが求められます。限られた医療者で限られた医療資源を使い、慣れない環境下で業務に当たらなければいけません。そこには、医療の優先順位を決めるという過酷な判断も求められます。あなた自身が勤める施設も例外ではありません。

　災害対応は、災害直後ばかりでなく、災害サイクル[*]に沿って、その時々に必要となる医療や看護は変化してきます。自身がはたらく施設の災害対策についても、十分に理解しておく必要があります。各施設では BCP（business continuity plan）を策定して、災害発生時に備えています。定期的に実施される災害対策訓練には、積極的に参加して、自分の施設が被災した場合や、被災地からの患者受け入れを行う場合を想定し、日頃より備えておく必要があります。

4）倫理的課題を理解する

　上記の社会変化に加え、個人の権利の尊重が世界的に進展したことによって、医療現場ではさまざまな倫理的課題に直面しています。
　日本看護協会は、2003 年に「看護者の倫理綱領」を発表して以来、医療や看護職を取り巻く社会の変化に対応するために、2021 年 3 月に改訂を行い「看護職の倫理綱領」を発表しました。その前文には、「看護職は、免許によって看護を実践する権利を与えられた者である。看護の実践にあたっては、人々の生きる権利、尊厳を保持される権利、敬意のこもった看護を受ける権利、平等な看護を受け

＊……災害が発生しその時間経過とともに必要な医療や看護を提供し、生活の構築や地域社会の復興、さらには備えるという、各局面に必要な対応を考え、次の災害の一助とすること。日本災害看護学会の用語解説より抜粋。http://www.jsdn.gr.jp/［2022.10.1 閲覧］

る権利などの人権を尊重することが求められる」と述べられています。

本書ではこの綱領を、私たち看護職が社会の中で楽しく、自身が幸せにはたらいていけるための土台と捉えています。

2

看護師は、医療現場で発生するさまざまな倫理的課題に遭遇することが多くあります。これらの課題に対しても、看護職の倫理綱領に基づき、高い倫理観に立って、専門職の立場から積極的に発言してほしいと考えます。

臨床倫理的課題が発生するときには、患者のしっかりした意思がわからない場合や、患者のしっかりとした意思はあっても医学的妥当性や社会的妥当性を満たさない場合、医療者間、医療者と患者および家族で考えが異なる場合、状況の多様化によって、判断の一貫性がとりにくい場合などがあります。こうした課題を認識した際には、各施設の臨床倫理委員会や倫理コンサルテーションなどに相談する必要があります。上記以外にも、日々の業務の中でモヤモヤした感情がある場合には、そのモヤモヤ感を声に出すことが重要です。日頃より倫理的課題を医療チームで話し合う職場風土をつくる必要があります。

厚生労働省からは、2018（平成30）年3月に「人生の最終段階における医療・ケアの決定プロセスに関するガイドライン」が発表されています。2007（平成19）年に策定された「終末期医療の決定プロセスに関するガイドライン」を改訂したもので、人生の最終段階における医療の在り方に関して、医師などの医療従事者から適切な情報提供と説明がなされ、それに基づいて患者が医療従事者と話し合いを行ったうえで、患者本人による決定を基本とすること、また、人生の最終段階における医療及びケアの方針を決定する際には、医師の独断ではなく、医療・ケアチームによって慎重に判断すること

などが盛り込まれました。患者の本心に近い立場にあるのが、**看護師の強み**です。1人の社会人として、その果たす役割が拡大しているのです。

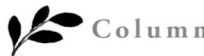

Column

看護管理者公募制のすすめ

　近年、看護管理者になりたいという者が減っているという話をよく聞きます。元から多いわけでもありません。その背景に何があるのか私なりに考えてみると、イキイキとはたらく看護管理者のロールモデルに出会えていないことがあるのではないでしょうか。目の前にいる看護師長は、朝早く出勤し、誰よりも遅く帰り、いつもベッドコントロールと勤務表管理に追われていて疲れ切って見える。その苦労のわりに、夜勤業務が減ったぶん給料は数万単位で下がってしまう……。とても魅力的な仕事には映らないのではないでしょうか。

　私はスタッフ時代に、タイプが違う5人の看護師長のもとで勤務しました。いずれの看護師長も個性的でとても素敵な方々で、非常に幸運でした。中でも外科系病棟で出会った看護師長が、私の目標となる師長像です。こんな看護師長になりたいと思いながらはたらいていました（本文でも触れた私のメンターの1人です）。そもそもの看護実践能力が高く、ビジョンをもって病棟運営に当たっていました。自分にも他人にも厳しい方だったので苦手に感じるスタッフもいたかもしれませんが、私にとっての理想像でした。私自身が看護管理者になるという目標は紆余曲折あって（p.077）なかなか叶いませんでしたが、ロールモデルに出会えたことでその道へ導かれました。

　看護管理者は看護部長や病院長のトップダウンで任命する施設が多いのですが、私は、本人の意思を尊重した公募制を勧めます。どうして看護管理者になりたいのか、どんなトップをめざすのかといったしっかりとした意志のある方にリーダーの役割を得てほしいです。選考する者もできるだけ360度で、上司評価だけではなく、同僚や他職種からの評価も参考にして決定してほしいと考え、主張してきました。100％完璧な人などいませんので、何か課題があっても、その後の看護部長との関わりの中で変化できると見通せる場合には選んでよいと思います。

（川﨑つま子）

6.　デジタル社会の現実を知る

　2021 年 9 月 1 日、わが国にデジタル庁が新たに創設されました。そのホームページには、「デジタル庁は、デジタル社会形成の司令塔として、未来志向の DX（デジタル・トランスフォーメーション）を大胆に推進し、デジタル時代の官民のインフラを今後 5 年で一気呵成に作り上げることをめざします。徹底的な国民目線でのサービス創出やデータ資源の利活用、社会全体の DX の推進を通じ、全ての国民にデジタル化の恩恵が行き渡る社会を実現すべく、取組を進めてまいります」と、その概要が説明されています。これまで紙で行われていた諸々の手続きのデジタル化がこうした国策により加速していきます。

　医療の世界でも新型コロナワクチン接種証明書[*]のアプリによる取得など、私たちが踏まえておくべきことばかりです。

1）インターネットの歴史と Z 世代

　日本にインターネット（以下、ネット）が登場したのは、1980 年代半ばでした。元々は政府機関や大学間交流のためのしくみでしたが、1992 年に一般・民間向けの接続会社が設立され、1995 年に Windows 95 が発表されて急速に普及しました。2003 年には国内利用率は 60.6％となり、現在では 90％以上の人が利用しています。そして、高速・大容量の「5 G」の時代となり、通信スピードはそれ以前のおよそ 10 倍となり、2 時間の映画も 3 秒でダウンロードできるようになっています。こうした IT 技術の発達は、人々の暮らしに物理的変化をもたらしただけではなく、行動様式や考え方も変えています。さらに進化する「6 G」の時代も迫っています。

＊……デジタル庁の施策による。https://www.digital.go.jp/［2022.10.1 閲覧］

こうして私たちの生活にネットは欠かせないものになったなかで、1990年代後半から2010年代前半に生まれた人をＺ世代と呼びます。生まれたときからネットが生活の中に普通にあって慣れ親しんだ人たちで、デジタルネイティブ世代と言えます。こうしたＺ世代が、社会の中で活躍し始めており、ますます社会全体のデジタル化が加速するのは自然のながれでしょう。一方、ネットの普及によって誰もがいつでもどこででもネットにアクセスできるようになり、SNSによる誹謗中傷やネット犯罪に巻き込まれるケースも増えてきています。また、若者を中心としてゲームなどに熱中し、日常生活にも支障をきたすなど、ネット依存症による健康被害も大きな問題となっています。さらには「ながらスマホ」による交通事故なども増えています。

　一人ひとりがネットとどのように付き合っていくのかも大変重要な問題です。ネット上には間違った情報もあり、ネット情報だけで重要な判断をすることは、多くの危険を伴います。身近でインターネットの扱いに詳しい友人を知っておくなど、必要なときに誰かに相談できるようにしておくことをお勧めします。

2）働き方改革の内容を知る

　わが国は、2000年代後半から人口減少社会に突入しました。第1章でまず触れた「人生100年時代」と並行して起きている、避けられない現実です。2030年には、老齢人口は全人口の3分の1を超えると予測されています。人口減少は、労働人口の減少にもつながることから、内閣は「一億総活躍社会」をめざすことを宣言し、「働き方改革」に取り組みました。

　「働き方改革」は、はたらく者が個々の事情に応じて多様で柔軟な働き方を、自分で選択できるようにするための改革です。その大きな柱は、①働き手を増やす、②出生率の上昇、③労働生産性の向上です。2018年6月の国会で「働き方改革を推進するための関係

法律の整備に関する法律」、通称「働き方改革関連法」が設立し、2019 年 4 月から順次施行されているところです。

　改正労働基準法の主な改正点として、2019 年 4 月から時間外労働の上限規制が罰則付きで導入されました。それから、年 10 日以上年次有給休暇を付与されている労働者に対して、年 5 日については使用者が時季を指定して取得させなければならなくなりました。2023 年 4 月からは、月 60 時間超の時間外労働に対する 50％の割増賃金率引き上げが行われる予定です。また、フレックスタイム制の拡充が行われ、労働時間を調整できる期間を延長し、より柔軟なはたらき方の選択が可能となりました。既に各種医療機関で主に経営者・管理職が対応を迫られていることです。

　看護師の仕事にも直接関係する法律の改正については、各施設の就業規則などを熟知し、疑問な点は組織の人事課などに積極的に問い合わせをする必要があります。また、何よりあなた自身の幸せと健康を守るため、こうした時代の変化をフォローしていく必要があります。

7.　ストレスマネジメントを知る

　ストレス社会といわれる現代に生きる私たちは、さまざまなストレスを受けて日々暮らしています。医療を取り巻く環境も例外ではありません。平均在院日数の短縮が迫られるなか、短期間に成果を出すことが求められています。その一方、医療経営は厳しさを増し、簡単に人材を増やすことができない状況となり、現場の一人ひとりにかかる負担は増加しています。はたらき続けたい看護師にとって、こうしたストレス関連の知識を得て、自らのためにも効果的にその運用をはかるのは、専門職として必須のことだと筆者は考えます。

1）ストレスチェックは義務に

　企業での過労死が社会問題化し、労働安全衛生法の改正が行われ、2015年12月よりストレスチェックが制度化されました。労働者が自分のストレス状態を知って早めに対処し、うつなどを予防することを目的にしたものです。この制度により、従業員50人以上の事業所は、年1回従業員の心の状態を調べて、適切に対応することが求められました。

　過度なストレスを受けているときに、自分自身のストレス状態に気づき、適切な対処を行い、ストレスを発生させる原因との付き合い方を変えていくことによって、ストレスを軽減して、自分の能力を最大限に発揮できるように整える必要があります。

　人は過度なストレスを受けると、さまざまなストレス反応が心と身体に起こります。しかし、同じようなストレスを受けても、個人の耐性には個人差があり、反応として現れる症状にも個人差があります。そこには個別性が深く関わっています。つまり、ストレス要因、個別性、ストレス反応の3つの視点で考える必要があります。ストレスに適切な対処行動がとれないときや、それが効果的でない場合は、ストレス反応が現れ、その状態が継続するとさまざまな障害や疾病を発症します。そのため、ストレスには適切に対処することが重要になります。個人の努力に任せるのではなく、周囲の者が理解を示し、組織的にサポートしていく体制が必要です。

2）ストレスとパフォーマンス

　ただし、ストレスとパフォーマンスの関係を見てみると、ヤーキーズ・ドットソン曲線（Chart 1-4）が示すとおり、パフォーマンスが最も高くなるのは適度なストレスを受けている状況のときであることがわかります。

　つまり、ストレスはすべて悪いものというようよりも、適度なス

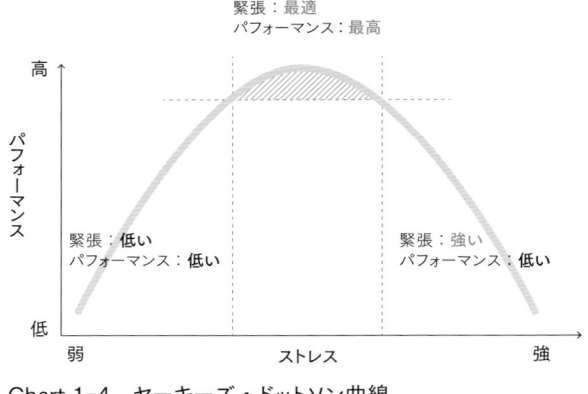

緊張：最適
パフォーマンス：最高

高

パ
フ
ォ
ー
マ
ン
ス

緊張：低い
パフォーマンス：低い

緊張：強い
パフォーマンス：低い

低

弱 　　　　　　　　ストレス　　　　　　　　強

Chart 1-4　ヤーキーズ・ドットソン曲線

トレスを感じているほうが当事者には緊張状態が生まれ、高いパフォーマンスが生まれます。ストレスに押しつぶされずに、高いパフォーマンスを出していくためにも、まずは自分自身によるストレスマネジメントが重要になります。第Ⅱ部のワークでこちらも扱います。

8.　女性の社会進出のトップランナーとして

　制度の話から話題を広げましょう。2019年5月に労働施策総合推進法が改正され、2020年6月から職場におけるハラスメント防止措置が事業主の義務となりました。職場におけるハラスメントが、労働環境の悪化を招き、労働者の心身に多大な影響を与えることは周知の事実です。法的に整備されることによって、労働者が安心して働ける環境になったことはとてもすばらしいことです。

1）ハラスメントのない健全な社会・組織づくり

　看護師のはたらく職場においてもハラスメントは決して無縁ではないのは、残念ながら皆さんご存じのとおりです。先輩が後輩に対

して、看護師長が部下に対してなど、さまざまなケースがあります。ハラスメントを行う側は、自分の行為が相手を傷つけていることに気づいていないケースや、そもそもハラスメントに当たるという認識がない場合が往々にしてあります。日頃より、職場内でハラスメント研修など周知・告知の機会を逃さず、こうしたストレスの元になるネガティブな事案に対する感性を高くしておく必要があります。

　ハラスメントは、被害を受けた人の心を深く傷つけ、メンタル不調に陥り精神科や心療内科の受診が必要になる場合があります。その結果、休職や退職といった最悪の事態につながりかねません。また、加害者は、ハラスメントが認定されると社会的な責任を取る必要があり、懲戒処分の対象となります。自身の職業人生にも、大きな汚点となり、あなた自身に悔いが残る結果となります。

　自身が所属する組織がハラスメントのない健全な組織となるよう、読者世代にも積極的に組織運営に関与してほしいというのが、筆者のお願いです。自分たちのよりよい職場環境は、自分たちで創るという気もちで、個々がハラスメントをしない、させない環境づくりに取り組んでいただきたいです。そのための具体的なワークも第Ⅱ部で試してみてください。

2）女性最大・最多の専門職として

　世界的に女性の社会進出が進むなか、日本は世界でもかなり後れを取っているのが現状です。わが国では長い間、女性の仕事は農作業と家事・育児が中心でした。明治維新によって女性のはたらき方に変化が起こり、製糸工場ではたらく女性が生まれ、教師・医師・看護師（当時は看護婦）といった専門職に女性が就けるようになりました。以来、看護師は、女性が活躍する職種の代表として、社会で存在感を示し続けてきました。厚生労働省の看護職員需給推計関係資料（平成 30 年 9 月 27 日）によると、2016（平成 28）年時点の看護

職員全体数は 166 万 71 人です。その内訳は、保健師 6 万 2,118 人、助産師 3 万 9,613 人、看護師 121 万 665 人、准看護師 34 万 7,675 人です。その 9 割が女性であり、我われの先輩女性たちが、社会ではたらくことのさまざまな困難をいち早く体験して乗り越えてきた歴史の結果、今があります。

　内閣府が毎年発表する「就業者数及び就業率の推移」をみても、女性の就業率は年々上昇し、女性の就業者数は増加傾向にあります。育児・介護休業法などの施行により、日本女性の特徴的なはたらき方を示す、20 代後半から 30 代前半にかけて、出産育児でいったん仕事を離れるために起こる「M 字カーブ」は、徐々に解消してきています。

　女性の社会進出に伴い、女性の生き方やはたらき方にも多様性がみられ、未婚の女性や晩婚の女性が増えてきています。また、子どもをもたない選択をする女性も増えてきていて、こうした背景が少子化に拍車をかけています。さらに晩婚化に伴って出産年齢の高齢化が起こり、育児と親の介護といったダブルケアを担う女性も増えています。高齢の患者さんに、入院時に家族背景をお聞きすると、娘がいるけど子どもがまだ小さくて頼ることができない、と話す患者さんも多くおられるのが、読者が直面されている現実でしょう。子育てをしながらはたらく女性は、仕事と子育ての両立の中で残業や休日出勤、夜勤などができないことや、子どもの病気で急に休むことが起こります。このようなことから、フルに働ける職員に比べ、昇進や昇給の機会がなくなることがあります。

　社会を動かすうえで、数は大きな力です。看護師はその就業者総数から、はたらく女性のトップランナーといえる存在です。女性を取り巻く環境についての理解を深めて、自身が所属する医療機関という組織、ひいては社会に対してはたらきかけていける有力な職種であることも客観的事実です。俯瞰してみると、看護師は、一般社会からそうみなされている潜在的な実力があるということです。

9.　サステナビリティとSDGsに気づく

本章最後に、私たちが暮らすこの世界そのものに視野を広げてみましょう。

地球温暖化の影響を受けて、日本だけではなく世界中で異常気象による豪雨や山火事などの自然災害が発生しています。こうしたニュースを耳にして、地球の未来はどうなってしまうのだろうかと漠然とした不安を感じている方は多いのではないでしょうか。こうした背景から近年、サステナビリティ（sustainability）という言葉が普及しています。意味は、「広く環境・社会・経済の3つの視点からこの世の中を持続可能にしていく」というものです。

同じ文脈で登場した「SDGs」（エス・ディー・ジーズ）とは、2015年の国連サミットにおいて、すべての加盟国が合意した「持続可能な開発のための2030アジェンダ」の中に掲げられた、持続可能な開発目標（Sustainable Development Goals）のことです。すべての人々にとってよりよい、より持続可能な未来を築くための将来計画です。貧困や不平等、気候変動、環境劣化、繁栄、平和と公平など、私たちが直面するグローバルな諸課題の解決[*]をめざすものです。

SDGsは、2001年に策定されたMDGs（Millennium Development Goals：ミレニアム開発目標）の後継として策定されました。MDGsは主として開発途上国向けの目標でしたが、SDGsは先進国も含め、すべての国が取り組むべき普遍的な目標となっています。しかし、これらの目標は政府だけでは達成するのが難しく、企業や地方自治体、アカデミアや市民社会、国民一人ひとりの行動が求められています。ケアの専門職である看護師として社会的貢献につながるミッションだと、筆者は理解しています。

＊……SDGsの17の目標は、相互に関連しています。誰ひとり置き去りにしないために、2030年までに各目標・ターゲットを達成することが重要とされる。

筆者が実践している SDGs の取り組みは、買い物の際のエコバッグの活用、ゴミの分別の徹底、電気やガスのこまめな調整、植物栽培や木の植樹、発展途上国のワクチン支援などがあります。たった1人の取り組みは、わずかな効果しかありませんが、皆の意識が変化することによって大きな力になると信じています。この地球上に生きている1人の人間として、また、人々の健康に関わる看護職として、SDGs の具体的な項目を理解して、取り組めるところから取り組んでいくという意識づけを、読者の皆さんにお勧めしたいです。

(川﨑つま子)

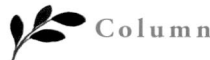

Column

まず、自己開示〜ジョハリの窓から

その方にとって一番良い方法をと考えて一生懸命に行っていたつもりの看護が、当の患者さんには伝わってないという体験をして、悩んだ時期がありました。時期を同じくして、同僚との人間関係もうまくいかないと感じていました。その頃に、「ジョハリの窓」について学ぶ機会を得ました。

これは、米国の2人の心理学者（ジョセフ・ルフトとハリー・インガム）が考案した分類モデルで、人間には、①自分も相手も知っている自分、②自分は知っているが相手は知らない自分、③自分では知らないが、相手が知っている自分、④自分も相手も知らない自分の4つがあるというものです。これをヒントに、自らの人間関係改善のためには、この③に無頓着だったことに原因があるのではないかと考えました。しかし、私に心をひらいてない相手にストレートに質問したところで簡単に話してくれるとは限らず、どうしたらよいか真剣に考えました。あるとき、他者に率直な思いを示してもらいたかったら、まずは自分が開示することが大切だとシンプルなことに気づき、それからは積極的にまず自己開示するようにしました（その効果はすぐに現れました）。以来、「まず、自己開示」を私の人間関係づくりの基本にしています。

本書では私の人生曲線（p.077）を開示しています。恥ずかしくもあるのですが、いつか感想などいただけたら嬉しく思います。

(川﨑つま子)

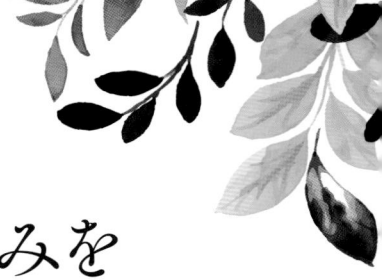

第 **2** 章

仕事のしくみと悩みを
整理する

1.　はたらく人の悩みを解決する学び

　はじめまして。筆者（高田）は、経営学修士（MBA）の課程にある社会人学生を教えている大学院の研究者です。研究ジャンルとしては組織行動、特にマネジメントとリーダーシップが専門です。

　なぜ看護師向けの本書で、ベテランナース川﨑つま子の次にそんな学者の出番が？…と、頭がクエスチョンマークでいっぱいになったかもしれません。ここまで目を通されて、自分には関係ないわ、と思ったあなた、それは早計というものです。マネジメントの知識があることで、多くの職場・はたらくひとたちの悩みは解決できます。少なくともこの知識がないよりも、深刻になりがちな場面で圧倒的に上手な対応が可能になります。まず、質問です……。

> ➡ **あなたは、「仕事」が好きですか？**
>
> 　　　　　YES　　　　　　　　　　　　　　　　NO
> 　　　　　その他

　シンプルな問いですが、本書のキークエスチョンです。
　多くの方から「……はい」と YES の答えが、ただし、「でも今の

職場はいやです」と付け加えられて返ってくる設問です。なぜ仕事、つまりはたらくこと自体は好きで、でも、職場や労働環境・条件が嫌いという現象が起きるのでしょうか。

　それは、職場が人と人の集合体で、仕事以前にここ（その現場）でうまくやることが求められるからです。「職場でうまくやること」は、経営学にとってはとても重要なテーマで、そのためにどう振る舞うべきか、どう考えるべきか、ということについて、古来、非常に多くの知見やエビデンスが蓄積されてきました。経営学において、人のマネジメントと呼ばれる分野です。

　マネジメントという言葉自体は、読者の皆さんにはおなじみだと思います。看護管理、病棟管理、疼痛管理……、たくさんの管理分野に囲まれていることでしょう。そして、「『マネジメント』は主任や師長などの役職の人がやることで、いちナースの自分には関係がない」と思っているかもしれません。マネジメントをそのまま日本語に訳すと「管理すること」ですから、上位職が下位職者を管理することだと連想して、考えるのをやめるかもしれません。看護の世界で使われる管理という言葉は、ある役職以上に求められることが多いのもたしかです。

　日本看護協会は、このように示しています [*]。

　　看護管理者とは、看護の対象者のニーズと看護職の知識・技術が合致するよう計画し、財政的・物質的・人的資源を組織化し、目標に向けて看護職を導き、目標の達成度を評価することを役割とする者の総称をいう。

「組織化すること」、「導くこと」、「評価すること」の３つが、そ

＊……日本看護協会：看護にかかわる主要な用語の解説.
　　https://www.nurse.or.jp/home/publication/pdf/guideline/yougokaisetu.pdf
　　[2022.11.1 閲覧]

の役割だとはっきり規定しています。この場合の管理は、明らかに組織の中での上位職の振る舞い方です。しかし、マネジメントはそうした立場——主任や師長や部長や院長や理事のためだけのものではありません。

人との関わりの中でどのように成果（アウトプット）を出すのかが、マネジメントの本質です。

本書で読者の皆さんと考え、ワーク（思考トレーニング）を重ねていくのは、上位職者の管理業務のことではなくて、経営学でいうところのマネジメントのことです。つまり、皆さんが職場でどのように振る舞って、周囲とうまくやるか、より楽しく、幸せ（happy）にはたらくという成果を出せるかに焦点を当てます。

このマネジメントには、「どうやって周囲を動かすか、そしてどうやって質のよいアウトプットを安定して（コンスタントに）出すか、そしてどうやって物事を決めるか」が含まれています。

2.　なぜマネジメントを学ぶのか

上の見出しの問いに対しての答えはシンプルです。あなたが幸せに職業生活を送るためです。

1.　の定義を繰り返しつつ、付け加えます。マネジメントは、人を幸せにするために、あなたがどのように振る舞うか、選択肢から何を選ぶのか、または、どのような選択肢をつくるのか、どのように環境をつくるのかを扱う学問です。

多くの場合、人はチームで動きます。まったく他の人と関わらず仕事をして生計を立てるというのは、現代社会においてかなりレアケースです。職業芸術家（アーティスト）は可能かもしれませんが、収入を得るための販売という過程を考えると、どこかで誰かの手を借りなくてはいけません。そもそも読者の皆さんがすでに選択されてきた看護師という職業で、人と関わらないことは不可能です。そ

して、どのような場合でもその場に人がいる以上、その人たちと「うまくやる」ことが求められます。

1）社会科学と自然科学の違い

　「うまくやる」ことの中身は、さまざまあります。その場面場面、その人間の性格によって、「うまくやること」の内容は変わります。それは、自分が超過勤務（残業）をしなくていいことかもしれませんし、自らの看護技術が向上すること、知的な欲求を満たされること、患者さんに感謝されること、よいチームをつくること、上司に褒められること、後輩がきちんと育つこと……。ひょっとしたら、「自分が楽して１日の勤務を終えること」かもしれません。

　多くの場合、人と「うまくやる」ことは、自分がはたらいていて幸せで、仕事をしやすい、他人とよい人間関係が構築できる状態を作ることと同じ意味です。さらに言えば、そのような職場をつくることができると、たいていのことはうまくやり遂げることができます。仕事がしやすくなるし、個人としての成長も実感できる。マネジメントの知識があることによって、「人とうまくやる」ためにはどのような振る舞いをすればいいのか、どのように考えればいいのかについて、知識がないよりも文字どおりうまくやることができます。ぜひ知って、取り入れて、自分の幸せのために使ってください。

2

　学びはじめは勝手が違うかもしれません。MBA の講義でよく説明するのですが、経営学のような社会科学の学問は、このようにやったらこういう結果に必ずなるという勝利の方程式のようなものはありません。このように振る舞えば絶対社長になれるとか、成功できるとか儲かるなどといった話は、怪しげなセミナー以外では言われません。絶対儲かる、絶対健康になれるのだったら、経営学者はすべて大金持ちで健康です。でも現実はそのようなことはありません。

皆さんが専門職として慣れ親しんでいる医学や看護学を包摂する自然科学は、因果関係が非常にしっかりした学問です。例えば、薬（医薬品）はその効能が明らかです。この薬を投与すると病態や体質による差異はあるでしょうが、ある範囲内で同様な結果が生じやすいということがはっきりわかっています。それを明らかにするために研究がなされるわけで、自然科学は対象に関わる因果が精緻に体系化されている学問です。その効果にばらつきが極端にあれば薬の意味はありません。再現性が高いことがその中核です。

　ところが、マネジメントを研究する経営学が属する社会科学の学問は、自然科学ほど結果に再現性がない場合が多いのです。ないとも言えないのですが、曖昧さを多く含み、研究者の発信としても、「傾向がある」という表現までにとどまります。それは、研究対象である「社会」が、個人の心と集団の影響を強く受けるからです。現代の自然科学系の諸領域でも、このテーマに決定的な正解・結論というものは出ていません。だからこそ、社会科学の知恵が必要とされ、相互補完的に発展してきた歴史があります。

　看護の現場こそ人を対象とする世界ですので、こうした社会科学的な曖昧さについて肌感覚で理解できることが多いのではないでしょうか。あなたが看護師として、ある情報を患者さんに伝えてとても喜ばれたとします。しかし、全く同じ言葉を後輩が患者さんに伝えても、あなたが患者さんにもたらした効果があるかどうかはわかりません。むしろ、その後輩の発言で患者さんが不機嫌（ネガティブな効果）になるかもしれません。発言者のプレゼンテーション能力の高低や、その性格、年齢、醸し出す雰囲気、そしてタイミングによって正反対の結果が生じたという経験は誰でもあるでしょう。それは、患者さんのそのときの機嫌かもしれないし、言った人の経験値かもしれないし、単にその人が苦手だったのかもしれない。あなた自身も、好きな先輩にあなたの行動について指摘されたら素直に受け入れるけれども、同僚からならカチンとくるかもしれないで

しょう。

　これが人を扱うときの難しさです。しかし、組織の中ではどうしても他人にネガティブなことを言わなくてはいけない状況は必ずあります。どのように振る舞えば、自分の思いを伝えられるか。うまくやる方法や、うまくいく行動は人によって違うのです。

　経営学でいうマネジメントは、必ずこの結果になりますという因果の体系ではなくて、このようにやると成功確率が上がりますという、成功確率を高めるための知恵の集合体です。どこまでいっても、完全に再現できるとか、必ず成功するとか、その種の厳密な予言はできません。成功確率が上がる方法について論じているのです。

2）専門以外の知識があなたを守る

　ここまで読んで、「……なるほど。そんな曖昧な社会科学のことなら、やっぱり私には関係ないわ……」と及び腰になりましたか？ 看護現場の実践者である川﨑担当の第3章までページをとばそうとされるかもしれません。それは止めませんし、そちらもじっくり時間を取って読んでほしいのはやまやまです。でも、もう少し説明を付け加えます。

　　ストレートに自らの専門領域に関連しない、周辺の学問知識は何のためにあるものか。
　　一見無駄と思われることはどのように人生にプラスになるのか。あるいはならないのか。

　これこそ筆者がMBAの教室で繰り返し学生に告げる言葉です。
　人間は予測の生き物です。常に次に何が起きるのかを予測して生きていこうとします。そして、知識は未来の予測の精度を高めるためにあります。知ることは未来の予測の精度を上げることです。マネジメントの知識は皆さんがより幸せな環境を作るために、必ず武

器になります。

　筆者が本書で扱うのは、「人の」マネジメントです。あなたがどのように振る舞うと、組織の中で「うまくやれる」のか、はたらいていて幸せで、よいチームがつくられていると感じる環境ができるのかについて、経営学で研究されてきたことを共有したいと思っています。

3.　マネジメント視点で仕事を分解する

　では、例を出して考えてみましょう。日本中のさまざまな病院・医療施設で日々発生しているかもしれない情景を、ケースとして切り取ってみます。

1）美咲[*]さんの場合〜入職 8 年、やる気低下中

　看護師になって 8 年目の美咲さんは、その地域中核病院の中堅ナースとしてはたらいています。今のところ、結婚も射程距離には入っていないし、とりあえずはこのまま現在の病院にいてスキルアップを狙っています。新卒から就職しているので、院内のさまざまな勝手もわかっているし、周囲から期待をかけられていることもわかっています。

　そんな今、美咲さんは仕事に対してやる気（モチベーション）がもてません。疲れすぎているのかもしれません。なりたくてなった看護師の仕事。しかし、最近は病院全体が忙しく、ギスギスした雰囲気が漂っているようなのです。看護部も他人のことをかまっていられない雰囲気で会話も最小限しかなく、同僚とのコミュニケーションはとても少なくなりました。仲のよかった先輩たちはバーンアウトして、地域のクリニックに続々と転職してい

<hr>

＊……1991〜1996 年生まれの女性の名前第 1 位（明治安田生命調べ）。本書の仮名はすべて同調べに基づくネーミング。

きました。代わりの人員がすぐ補充されるわけでもなく、そのぶん、やらなくてはいけないことが増えました。

　たしかに、看護技術のスキルは上がっていると自己評価できています。しかし時間がなくて、患者さんとも最低限のコミュニケーションしかとれない今の状態に不安があります。もっと患者さんにやれることがあるはずなのに、体力と気力がありません。私のやりたかった看護はこんなのではない……、と思うのですが、忙しさにかまけて、退勤後は職務のことは何も考えられません。トラブルがなければいいや、と思ってしまう自分がいます。機械の歯車になった気がしています……。

　美咲さんは今後どうすればよいでしょうか。

　経営学者の視点からこのケースについて解説しましょう。このケースには２つの問題があります。１つは美咲さん自身の問題です。もう１つは美咲さんが置かれている環境の問題です。前者は、さらに２つに分解できます。①感情の問題と、②能力の問題です。

　①の感情から整理すると、美咲さんは看護師の業務そのものが好きで、その気もちは最初から変わっていない。自分が理想とする看護を実現したいという思いはあるけれども、現状はできていない。誰かとコミュニケーションをとりたいという希望をもっているが、それが叶えられていないと感じている。これは仕事のことを相談したいということもあるだろうし、単純に思いを分かち合いたいという欲求もある。いずれにせよ美咲さんが職場や仕事に対してもっている「こうあるべきだ」という欲求が満たされておらず、感情としてはネガティブな状態にあります。

　②の能力については、このケース情報からだと正確にはわかりません。いま彼女が「忙しすぎる」と感じている状態は、客観的に見てそのとおりなのか。つまり、誰がやっても忙しい状態なのか、それとも美咲さんの能力が低いことによるものなのかについての真実

は不明です。能力の問題が引き起こす事象については、自分自身ではわからないことが多いのです。何か問題が発生して、それが自分の能力不足によるものだと明確に判断できるケースは案外多くありません。人は、自分の能力不足によって現状がもたらされていると考えるよりも、他の複合的な物事に原因を求める傾向があります。

　少なくとも今は、美咲さんは「自分の能力不足でこの状態が発生している」と現状を判断していません。一方で「病院全体が忙しい」と、自分が原因ではなく環境が現状をもたらしていると認知していることはわかります。

　次に後者の、彼女の置かれている環境の問題をかみ砕いてみましょう。

　病院全体が猛烈に忙しくギスギスしている―― 何らかの不幸な状態が組織に発生している（と美咲さんの目にはそう見える）のであれば、それには必ず理由があります。何らか、平常時とは違う環境に病院というコミュニティが丸ごと置かれている可能性が浮上します。新型感染症の対応に追われているのかもしれないし、近隣病院が閉院になったので患者の数が物理的に増えたということも考えられます。情報のように看護職員の離職が深刻で、人員不足になっているのかもしれない。

　美咲さんは「先輩たちの退職」が原因だと判断しています。病院全体のやるべき仕事量が同じならば、先輩たちの退職を補うためには誰かがそのぶんを埋めなくてはいけません。補充人員がすぐに来ればいいですが、現状では難しい。1日は誰にとっても24時間しかありませんから、より工夫をして働かなくてはいけなくなります。中堅どころの美咲さんの仕事量が必然的に大きくなります。実は、美咲さんの能力が高くて本来1人では回せない現場を回すことができているのかもしれません。反対に、美咲さんの能力が低くて、周りの人がカバーをしているがゆえに周囲がギスギスしているのかもしれません。

こう書いてみると、実際に発生している事象は当事者かそうでないかという視点の置き方によって解釈が変わってくることがわかります。これは、マネジメントを考える際に非常に重要です。本人に見えている光景が妥当である、現状を正確に把握しているとは必ずしもいえないのです。そして、見ている人によって状況の判断は違ってくるのです。

2）美咲さんはどうするのか～3つの選択肢

美咲さんが今後どうするのか。選択肢としては大きく分けて3つあります。

①このまま我慢する（行動しない）

同じ状態が長く続かないと判断したら、これも有効かもしれません。ただ、自分からのアクション（はたらきかけ）はないので、運まかせという側面があります。発生する事象に身を任せるわけです。こうした際、人は仕事において自分の感情を押しつぶすようになります。感情を入れると、ネガティブな事象が発生したときにつらくなります。そうした事態に際して防衛機制が作動し、感情を入れずに機械的に処理をしようとします。美咲さんはまさにこの状態なのでしょう。

一般企業に勤める社会人（ビジネスパーソン）の多くが、この選択肢を選択します。日本企業の組織では定期の人事異動という制度が一般的にあり、同じ部署で同じメンバーだけで3年以上いることが基本ありませんから、「少し」（数年間）我慢してやり過ごしていれば、環境は変わるかもしれないという期待をもつことができるからです。

ところが、もっともよく選択されるこの手で、はたらく人はもっ

とも不利益を被ることが多いのです。一見、周囲にも波風が立たない良い方法に見えますが、我慢勝負になると、本人のメンタルに大きな影響を与えます。これは多くの実験結果が証明している事実で、人間にストレスが溜まり続けることは健全ではなく、大きなデメリットが発生します。そのときも後にも、心身の健康をむしばむことになります。

②自分から環境を変えていく（行動をとる）

　周囲が変わることをひたすら待つよりは健康的な選択です。環境を変えるということは、すなわち、自分の手でコントロールができる手だてを増やすことです。ひょっとしたら、院内で何か改善プロジェクトを立ち上げることかもしれませんし、鬱々とした院内の雰囲気を一掃するようなレクリエーションを企画することかもしれません。自分でコントロールできることを増やすためには、自らが置かれている状態を把握し、何がそうできるものなのかを見極めることが不可欠です。

　コントロールという概念は経営学の中で非常に重要なものです。自分がはたらきかけることによって何らかの影響を相手や事象に及ぼすことができるという状態は、本人のモチベーションに非常に大きく影響します。何か自分で変化を起こすことができるような行動をとろうとする。これには、変化を発生させるだけのしっかりした気もち（覚悟といってもよいかもしれません）をもたないと実行が難しいのは言うまでもありません。もちろん、変化を起こすことで、当事者に別のストレスがかかります。現状を変えようとする動きには、必ず反対派が現れるからです。

③退職・転職という行動をとる（現場を去る）

　超高齢社会のわが国では恒常的に看護師不足です。他に職場を探しやすいのが看護職の特徴でしょう。この「辞める」という選択肢

を常にもてるということは専門職の強みでもあります。しかし、これは大きなジレンマを抱えます。安易に転職するということと、専門職としてのスキルを磨くということは相反する行動だからです。いくら看護師は転職することが当たり前という風潮があるとしても、あまり多く職場を転々とする人は、そのスキルや人となりについて周囲から疑問の目で見られることは避けられません。

　転職することは可能ですが、その結果を自分のキャリアとして考えたときに、結局はどこかで「何を自分は求めているのか」、「何が自分の人生に必要なのか」、「看護師という職業人としてどう生きていきたいのか」を意思決定しなくてはいけないということです。

4.　3つの視点で考える〜個人・組織・環境

　こうした事態を自ら整理・打開するためのコツが、マネジメントの学問として整理されています。そのカギは、3つの視点で考えられるようになることです。

1）個人の視点

　まず、中心となる個人の視点から。当事者として、「周囲が見えなくなる状態」にならないことです。組織と人を扱う分野では、物事を複数の視点で考えることが必要とされます。個人の視点と、その人が所属する組織の視点が必須アイテムです。そのうえで、組織と人を取り巻く環境・社会の視点が入ってきます。

　これら3つはお互いに影響し合います。つまり、視点を変えてさまざまな角度から考えてみる、ということが「うまくやる」ために必要です。人はストレス下におかれると近視眼的になることを忘れずにおきましょう。また、人は「目の前の反応がすぐあること」に対して快感を覚え、意識を奪われる傾向があります。そして、何らかの反応を得るためにますます熱中します。ゲームを例に考えてみ

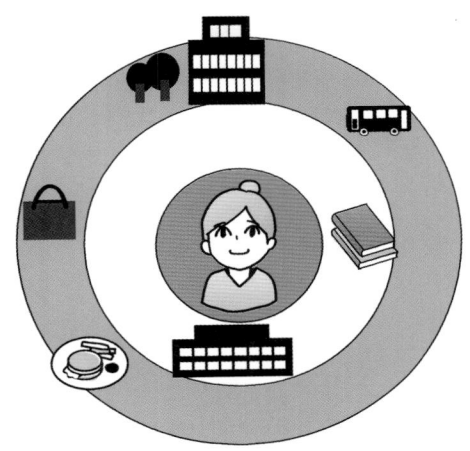

てください。あなたがやった（入力）したことに対して、すぐに反応があるしくみだからのめり込むのです。こうした状態では、人は目の前の事象しか見ていません。自分で意識するか、誰かに示唆をもらうかして視点を変えていく必要があります。

　美咲さんに戻りましょう。

　前節で美咲さんの現在の状態について、当事者の彼女自身が「どのように解釈しているか」という視点からまず考えてみました。さらにいうと、彼女がどのように状況を認知しているのか、そしてそれに対してどのように感じているのかに着目しました。

　状況の認知は本人次第です。同じものを見ても感じ方、判断の仕方はその人によって大きく変わります。古典的なたとえとして、ビールがジョッキに半分あったとして、「まだ半分飲める」と思う人と、「もう少ししか飲めない」と悲嘆する人では判断が分かれています。やらなくてはいけない仕事がたくさんあって、困り果てている状態であったとしても、美咲さんではない別人にとっては、「たいしたことないわ」と判断する状態なのかもしれない。状況の認知の仕方、判断の仕方、感じ方は本人しかわからないのです。そして、ひょっ

としたら美咲さんは近視眼的になりすぎていて、本当に重要なことを見逃していて、どっぷり悩みの沼に自ら入っているということも、あり得ないことではありません。

2）組織の視点

次に、個人を取り巻く組織の視点です。多くの場合は、組織という人間の集団の中での複合的な理由でトラブルや人々のモチベーション低下が起きています。なぜ、このような状態になっているのか、何が原因なのか。それらを客観的に探し、見つけることです。

個人の視点には自らの感情が入るのは避けられませんが、組織の視点は、極力自らの感情を排除して考えます。多くの場合、人は自分の目の前の事象のみに集中し、組織としてどうなっているのか、なぜこのような事態が発生しているのかについて考えることはしないのです。組織として何かが問題だと気がついたとしても、それを解決できるとは最初から思わない人が多いので、組織がもつ病理は無視されがちです。しかし、考えておくことは決して無駄ではありません。組織の視点で事態を考えることによって、自分の思考の幅や意思決定の選択肢が広がるからです。

3）環境の視点

最後に、環境の視点です。組織をさらに取り巻く外部の環境——つまり、社会全体の中でどうなっているのかという視点から考えることです。常に物事を社会的な視点から考えるのは難しいかもしれません。しかし、どこかで時間をとってこの視点から考えることは非常に重要です。自らのキャリア構築を考えた際に、転職など組織を離れることを考える機会が必ず訪れます。大きな視野をもって選択肢をもつために、環境への理解は不可欠なのです。本書第Ⅱ部でワークしてみましょう。

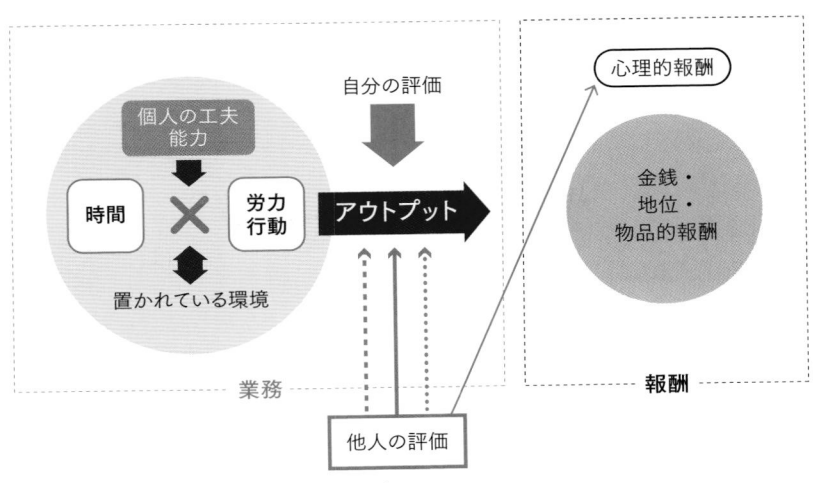

Chart 2-1　仕事の構造（高田の考え）

5.　仕事の構造に気づく

　次に、仕事をその構造の視点から考えてみましょう。仕事の「何」が自分に対して影響を与えるのか知っておくことは、4.　で記した3つの視点を客観的に考える際に役立ちます。

　Chart 2-1 は、仕事というものを単純化した図式です。この図から考えてみてください……。

● Chart 2-1 図右の報酬〔**心理的報酬／金銭・地位・物品的報酬**〕の中で、**あなた自身が大事に思う種別**に印を書き込むか、目星を付けてください。

まず、最初に頭に入れてもらいたいのは、世の中は交換で成り立っているということです。図の左側【業務】と右側【報酬】の「交換」が、仕事といわれる一連の行為です。

　社会科学（経済学）の考え方では労働の対価が賃金です。何らかの財やサービスを人が生み出して、その対価としてお金や、お金以外の、例えば地位や物品やそれ以外のもの[*]、または無形の満足感や充足感などをもらうという交換式で世の中を捉えます。

　左の四角と右の四角は、必ずしも同じ大きさである必要はありません。つまり、仕事で費やした時間や労力に対して、支払われる賃金が同等であることは好ましいですが、必ずしもそのとおりにはなりません。

　仕事の対価として給料をもらう以上、一人前であろうとなかろうとはたらくことによって何らかのアウトプット（出力）を求められます。何もしないけれどもお金だけもらう、という状態は非常にまれです。看護職の場合、看護師有資格者が在籍するだけで医療機関として機能可能というケースがあり得ますが、間違いなく例外的です。

　自らがはたらいた仕事がすぐに目に見えるアウトプットに結びつくような業種は、実は珍しいのです。特に製造業といったものづくり業以外で、成果物をしっかり可視化することは難しいのが常です。多くは、仕事という一連の工程全体の一部分を担い、すぐ見えないけれども全体の仕事に貢献することで対価を得ます。

　看護師の仕事は、目に見えて快復する患者の健康状態に貢献する珍しい業種ですが、人びとの健康や「元気」という直接目には見えないものに貢献するために、医療職全体で分業している仕事といえます。

*……ひょっとしたら金銭はもらわなくても、相当する何らかのサービスを得るかもしれませんが、いずれにせよ何らかの「交換」をすると考えます。

1）アウトプットの対価

　では、ここでいうアウトプットとは、何でしょうか。仕事は、Chart 2-1 の中にある「時間×労力・行動」というかけ算で構成されています。そこに本人の能力と工夫という本人由来の変数と、置かれている環境という自らの手ではすぐには変化させられないものの変数が加わってきます。その結果が仕事でのアウトプットであり、アウトカム（成果）です。

　そしてここに個人の工夫や能力の要素が入ってきます。同じ現場で業務にあたっていたとしても仕事の質、つまり出てくるアウトプットに大きな個人差があるのは読者の皆さんがよくご存じでしょう。対人ケアにおいて同じ仕事という表現は難しいながら、短時間で的確で十分に仕事ができる人と、時間をかけても仕事としては穴だらけの人。この差は、医療職であっても個人の工夫と能力にかかってきます。そこには経験という要素［*］も入ってきます。

　専門職に限らず、社会人は一般にキャリア初期では仕事を理屈でなく体で覚えるという流れが求められます。新人の頃、「ともかく手を動かせ」式の指導を先輩から受けた経験はないでしょうか。ところが、中堅世代になると、現場の全体を見ることができるかというより高次の能力が求められるようになります。

　経営学では能力は磨くことができる、というのがすべての前提です。能力の多くは学習体験から発生するからです。才能は能力の一部ですが、これには天賦のものがあるかもしれません。しかし、才能があっても学習しない場合は持続性には疑問が生じます。そして、能力を磨けば多くの場合はそれを完成するのに必要な時間は短くできるものです。もしくは、同じ時間で能力が上がればより質のよい

　＊……実はこの経験というのがくせものなのです。経験が長いからといって必ずしも仕事ができるとは限らないというのは、読者は業務を通して実感されているのではないでしょうか。

仕事ができる。これはアウトプットの質と量を上げることと同じです。

　そうして労力と時間をかけて出てきたアウトプットの対価として、お金や、昇格、組織内のポジションの向上といった金銭・地位・物品的報酬か、自己満足や他人からの褒め言葉や感謝（称賛・他人の評価）といった心理的報酬のどちらか、もしくはその両方を受けとることで仕事は成立しています。正確には、心理的報酬の中に金銭的報酬は含まれますが、本書では学問上の細分類は置いておきましょう。要はお金か、それ以外か。このどちらが、当事者にとって受けとって嬉しい報酬の中心となっているのかです。

2）アウトプットの報酬

　美咲さんの例では、美咲さんはそのアウトプットに対しての心理的報酬が低いことになります。美咲さんの心理的報酬を形づくっていたのは、達成感と満足感、患者さんとのやりとりや、そこから得る自分の成長や、チーム全体の進歩の部分が非常に強かったといえます。それが損なわれる状態になっているわけです。心理的報酬が低い状態が続くと、モチベーションは下がります。

　美咲さんの所属する病院組織が、彼女のはたらきを高く評価して高額なボーナスなど支給してくれたら、美咲さんの気もちは晴れるかもしれません。しかし、わが国の雇用慣行からいち構成員に巨額な一時金を支払うことは一般に困難ですし、医療保険の制度内で運営されている病院機構が看護職員にそうした支払いを行うこともまた現実的ではありません。一般に、仕事は何か功績を残したらすぐにその給料に跳ね返るというようなものではありません。どんな職業人でも同じです。すぐに昇格もしません。ご褒美のプレゼントが来るわけでもない。ひょっとしたらコーヒーぐらいは上司や先輩がご馳走してくれるかもしれませんが。

　仕事上の満足の多くを占めるものは、心理的報酬です。それは、

他者からの「ありがとう」というお礼の言葉だったり、同僚・上司からの「よくやった」という評価だったり、それらがなくても、「自分はがんばった、やりとげた」という本人の満足だったりします。目に見えた現象としては何もそれまでと変わらないけれども、大変な仕事をやりとげた後、関係者からの「ありがとう」のひと言で報われた気がした経験は、あなたも思い当たるのではないでしょうか。

6.　あなたの報酬は足りているか

1）心理的報酬と金銭的報酬の案配

　心理的報酬と金銭的報酬のどちらを重視するのかは、個人の好みです。どちらが満足度の中心かも、その時々によって違うでしょう。他人が押しつけるものでもありません。大事な点は、自らがどちらを重視したいのか、その価値観について自分自身で理解しておくことです。

　心理的報酬というのは、当事者本人の評価のしかたに強い影響を受けます。本人の性格と、置かれている環境双方から影響が発生します。性格的により高いものを求める傾向のある人は、容易には満足しないでしょうし、逆に、何でも喜んで満足する傾向のある人はすぐに心理的報酬を得ることができます。

　前掲の美咲さんが何でも喜ぶタイプだったら、病状が思わしくなかった患者さんがケアの甲斐あって回復して、その家族からもとびきりの笑顔で「受け持ちがあなたでよかった。ありがとうございます」と、今まで美咲さんがやってきた看護を直接感謝してくれたら、疲れは吹き飛び、「この一瞬があるから続けられるのよね」と思うかもしれません。もしも、美咲さんが自分に課したハードルを常に高くもつタイプだったら、同じようなことが起きても、「まだまだやれることはあった。こんなことではだめだ」と自らの看護を振り

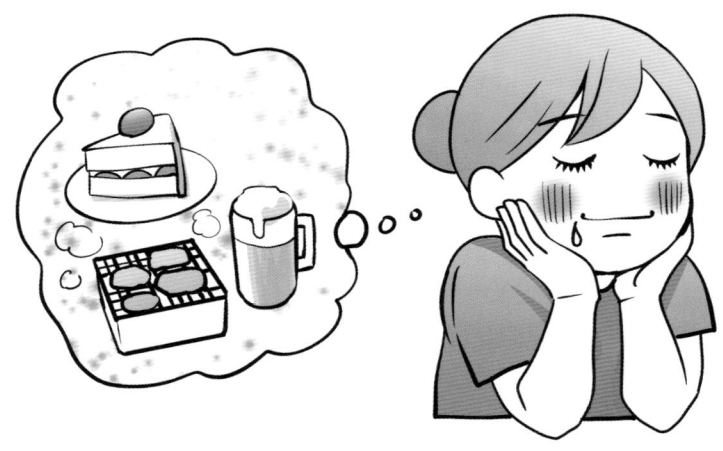

返って低く評価するかもしれません。

　さらに、この心理的報酬をどのように受け止めるかについては、現在本人が置かれている環境も影響します。家族にお金が掛かる人はどうしても心理的報酬よりも金銭的報酬に強く傾くでしょうし、それはけっして悪いことではありません。金銭的報酬は高いけれども自分の看護についての方針に合わない仕事であれば、「こんなことをするために看護師になったのではない」と思うかもしれません。しかし、お給料の高さが心理的報酬の少なさを埋めて、その状態に我慢できるかもしれません。

　重要な点は、どちらかの報酬が我慢できないくらいに低い状態が長く続くと、人間のモチベーションは下がるということです。給料は決して高くないけれど、仕事そのものが面白いとか、ここで苦労しておくと将来の自分にプラスになるとか、いろんな意味で自分の心理的な報酬が高かったので続けてきたけれども、仲のよかった先輩の退職や、病院の方針の転換などで心理的な報酬が徐々に低下して退職に至るというケースも、あなたは今まで経験したり見聞きしたりしてきたのではないでしょうか。

仕事に対して何らかの報酬は必ず必要です。そしてはたらくことは、心理的報酬だけでは長続きしません。ここは特に強調したいことです。特に専門職はこの傾向が強く出ます。「自分さえ我慢すればよいのだ」と、職業的な使命感だけでさまざまなことを我慢して状況を取り繕おうとする例はそこかしこに見られます。しかし、心理的報酬だけ、使命感だけでは必ず歪みが生まれます。人間は機械ではないからです。

2）心理的報酬の構成要素

金銭的報酬はわかりやすいですが、心理的報酬の内容には個人差があります。そして、その内容はモチベーションの源泉とほぼ同義です。個人が報酬だと思うものは多種多様ですが、代表的なものを挙げると Chart 2-2 のようになります。あなたが報酬だと感じられるのは、どの要素が一番強いでしょうか。

１つだけでなく複数の要素、どの組み合わせでもかまいません。繰り返しますが、大事な点は、自分が何に反応するのか、何を一番重要に思っているのかを自らで知っていることです。自分の評価基

- 達成感
- 他者からの評価
- 仕事そのものの満足感
- 責任感の充足
- 昇進（組織からの評価）
- 組織全体の進歩
- 自分自身の成長

Chart 2-2　心理的報酬の例

準となる満足のポートフォリオ（成果物の蓄積）は自らにしかわかりません。何が、どういったことが自身での自己評価を構成するのかがわかると、困難な状態にあったときに、どうすれば、「へこんでいる状態」から脱却できるかのヒントを得ることができます。

3）アウトプットと報酬の案配

あなた自身はアウトプットと報酬の関係をどのように考えているか、ここでワークしてみましょう。

> ☞ **あなたは同じ給与待遇であったら、以下のどの状態を選びますか？**
> ・とりあえず決められた仕事さえしていればよい
> ・自分が納得いく仕事がしたい
> ・他者（上司・先輩・同僚・後輩）からも評価される仕事がしたい
> ・手は抜かないけれど、ほどほどに仕事したい

どれが正解ということはありません。仕事と家庭、趣味などの「それ以外のもの」と何に重きをおくかは、本人しかわからないのです。そしてその人が置かれている環境の影響を受けますから、家庭環境や心理的状態によって変化をするのは当たり前です。「決められた仕事さえしていればいい」という人でも、金銭的な報酬が非常に低かったらモチベーションは低下するでしょうし、金銭的な報酬が高くても、ひょっとしたら「子どもがいるからしかたないけれど、自分はこんなことで満足していいのか。同期の彼女は全く違うステージにいるのに……」などと悶々として、モチベーションが下がっているかもしれません。

強調したいのは、どのようにアウトプットを出し、それに対して自分の中でどのように評価して自分の中で報酬の処理をするかです。これがモチベーションに大きく影響します。

仕事の構造を知ったうえで、これからを考える。詳しくは第Ⅱ部

のワークに譲りますが、本章でもあなたが何を報酬として重視するのかについてメモをしておいてください。特に、あなたにとっての心理的報酬を形成しているのは何なのか。

➤ 私が報酬として重視するものは…

　答えはあなた自身しかわからないし、一般的な正解はありません。他人の答えを意識する必要はまったくありません。
　このように書くと読者の中には不快に思われ、拒否反応を起こす方がいらっしゃるかもしれません。「私たちはお金のためにやっているのではありません。看護は人のために、苦しむ患者のためにあるものです」と。しかしながら、皆さんが看護対象からサービスによる対価をいただかないということもありえません。看護もまた社会の中で成立しているビジネスであるということです。災害看護の現場や紛争地での医療活動班ならば無償の活動が成立するかもしれませんが、現実にはわが国の多くの病院・医療施設は市民・利用者の払う金銭が直接的間接的に支払われて成立するビジネスです。患者、職員、出入り業者、地元の関係者や一般市民、地域の官公庁すべてと「うまくやらない」かぎり、病院のしくみは成り立ちません。そして、よいはたらきをしたければ、まわりとうまくやることは不可欠です。
　どんなビジネスにおいても「うまくやること」、そのマネジメントを意識してはたらくことが必要なのです。

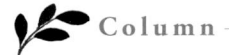

患者相談室のお悩みあるある

　総合病院の業務は機能分化が進んでおり、さまざまな職種が相談に応じることになりますが、まず、どこに相談したらよいのかわからない内外の方々にとって最初の窓口となるのが、患者相談室の役割です。多岐にわたる内容が日々持ち込まれています。いくつかご紹介しましょう。

　①「担当医を変えてほしい」との訴え

　患者として思い描いていた対応が得られないとき、「外来の担当医を変えてほしい」との声が多く寄せられます。その医師が担当してから比較的早い時期のことが多いです。前任の医師と比較して、「自分の話を聞いてくれない」「希望する検査をしてもらえない」「見るからに頼りない」といった理由です。じっくりお話を伺い、明らかな問題がない場合には担当医の変更はないことをきっぱりお伝えすることになります。次に、この種で多い内容が、「この病院にずっとかかりたいのに、症状が落ち着いているので近くのクリニックに紹介すると言われた。別の医師に代わってでも、継続してこの病院にかかりたい」。こちらも同様に、傾聴しつつも国や病院の方針であることを丁寧に説明しています。

　②女性医療者に好意を抱いて、プレゼント攻撃をする

　こちらは職員からの相談対応になります。医療者と患者の関係を超えた恋愛関係を求めて、プレゼントや手紙を贈る、病院外で会いたいなどアプローチをかけてくる患者が後を絶ちません。傾向として男性に多く見られます。どうやらその方の年齢には関係ないようです。こうした相談事の基本は、その医療者本人に直接断ってもらうことですが、それが難しい場合には、私が間に入って断りの電話を入れることもままあります。

　③暴言で職員を威嚇する

　各診療科から、「患者の過度な要求を断ったところ、大声を出して居座っているので何とかしてほしい」という緊急ケースも相談室に舞い込みます。複数で対応することを原則として、警察OBの方とともに現場に出向き、私や相談室のメンバーが面談室まで誘導してお話を伺うようにしています。状況が過激になる際はすぐ警察に連絡する場合もあります。いざ傾聴してみると、理不尽な要求の場合もありますが、院内のシステムエラーとして問題が発生していることもあります。そうした問題解決にはさまざまな選択肢があり、現場経験が問われるところです。私が心がけていることは、まずその方の興奮を鎮め、その後、一緒になって問題解決の方法を探ることです。

（川﨑つま子）

7. 専門職研究からの気づき

　次に、もう少し大きなスコープをとって、違う角度からあなたの仕事を俯瞰してみましょう。

　看護師は専門職です。そして、専門職についての研究が、実は社会科学のさまざまな領域で多数進められています。看護師、医師、薬剤師、弁護士や会計士をはじめとする国家資格がないと仕事ができない職種（いわゆる士業）や、旅客機パイロット。経営コンサルタントや投資銀行、金融機関などその世界ではたらくことが難しいとされている業界（いわゆるエリート）と話していると、その全員がほぼ同じ発言をするのが興味深いと、筆者は研究者目線から思っています。

　いわく、「私の業種は特殊な仕事なので、他の人（その職種以外）にはわかりにくいと思います」、というものです。自分たちの職業が「特殊」だとみなしていて、その内部にいる者にしか本当に理解し、共感することはできないという一種の線引きの発言[*]です。面白いもので、この「自分たちの業界は特殊」発言は、特に（多くは免許制による）参入障壁がある業界に身を置く人たちから非常に多く聞かれ、その声も大きくなります。医療業界は国家資格を求められますから、その筆頭にあたるようなものです。ただ、マネジメント研究者の視点から観察した場合、それぞれ「特殊」であると自認される業界についての専門職を比較してみると、あまり差異は認められません。はたらき方がいわゆる定時（9時5時勤務）でない職種も、人命に何らかのかたちで関わる職種も、専門知識が不可欠である職種も、人と深く関わる職種も、医療の業界以外に複数あって、俯瞰してみると非常に類似した特徴があります。ただ、参入障壁が高く

＊……筆者の勤務する大学教授会でもこの種の発言は折々聞かれます。

てその集団に入るのが難しく、「自分たちは『特別』である」と思うこと、職業として成果を出したいと思うことが、そこではたらく人たちの集団凝集性を高める要因になっていることは間違いありません。それによって職種のパフォーマンスが向上し、ひいては社会に有益となっているわけで、「その業界『だけが特殊・特別』ではない」という指摘がことさら入ることはありません。

❧

　経営学の分野でも専門職についての研究は多くなされてきました。先に述べた環境の視点の一環として、読者の皆さんの未来予測に役立てていただきたいのが筆者の願いです。

1）専門職の特徴

　経営学で蓄積されてきた研究成果で、専門職の特徴とされることを挙げていきましょう。

①職場移動が比較的容易である

　多くの専門職は、他業種と比較して供給が少ないので、常に人手不足です。国家資格が不可欠のために一般人がすぐ参入することができない売り手市場の環境ですから、職場を変える（転職する）ことが比較的簡単です。

　わが国において、転職経験はかなり注意を払うポイントです。近年は変化が見られますが、基本的には長期雇用が日本の社会システムの根幹でした。明らかに上位の会社への移動とか、そのキャリアの幅が広がっていることがわかるような転職は好意的に見られますが、それ以外には厳しい目が向けられることが多いのも現実です。これは看護師も同様でしょう。あまりに数多く病院を（専門性が高い病院へ異動しているのではなく）渡り歩いている方は、何かその人に問題があるのではないかと思われるのではないでしょうか。それでも、

専門職の特性として、他の職種と違って転職経験に向けられる眼差し（外部評価）が厳しくありません。特に、本人のスキルが高かった場合には問題にされない場合が多い。この点は、家庭の事情や本人のキャリア志向によって転職をする人にとっては大いに強みとなるケースがあります。

　一方で、職場経験が豊富でもスキルが低い場合はどうでしょうか。「経験だけ長いけれど、あの人今まで何やってきたんだろう……」と、その経験そのものにも疑問の眼差しが向けられるかもしれません。専門職の場合、「経験が長いイコールスキルが高い」という安易な法則を当てはめられがちです。冷静に考えれば、経験の長さとスキルの高さが相関するという単純図式で語れないことはよくわかります。また、経験が長くなればなるほど、その「専門性」の内容を細かく見られることになります。これは専門職であるがゆえの現象かもしれません。

②組織への忠誠心が他業種より低い

　次に、国家資格（免許）を持っているということと、売り手市場ということで、多くの専門職は所属先への忠誠心は低くなる傾向にあります。嫌なことがあれば他の職場に移ればいいという選択肢をもつからです。所属する組織そのものへの忠誠心よりも、仕事（職務）そのものへの忠誠心のほうが圧倒的に高いというのも、専門職の特徴です。

　多くの日本型ビジネスパーソンは、一社での長期雇用を前提に、良くも悪くも「組織（会社）はファミリー」的な忠誠心をもつことが多いとされてきました。大手企業を中心に、わが国の雇用・賃金体系が永年勤続者のほうが得するように設計されているところが多いため、1つの場に長く在籍するほうが生涯年収としては多くを獲得することができ、合理的な行動になるという背景もありました。Chart 2-1（p.045）の「業務と報酬」の交換図式を思い出してくだ

さい。あの図式において時間軸を長くとると、長くいるほうの報酬が高くなるのが日本における「仕事」のあり方でした[*]。

ところが、専門職にはこの図式は当てはまりません。「卵が先か鶏が先か」の問題ですが、職場異動が当たり前な行動形態であったので、長期雇用を前提に作られている専門職以外の賃金上昇率よりも低く設定されていることが多かったのです。彼ら彼女たちにとっては、金銭的報酬の面でも組織に忠誠を誓い、長く同じ職場にいることが必ずしも合理的な行動ではありませんでした。

一方で、職業への忠誠心は非常に高いのです。職場/勤務先という小さな組織への忠誠心ではなく、職業そのものに対して誇りをもつことが大きな特徴です。こうした専門職の行動パターンは、職人パターンともいわれます。職人の行動パターンは自分の職人としての仕事とその結果にはこだわりと責任をもち努力しますが、それ以外の経営や組織に対しては無頓着です。それらに興味がないのです。よって、勤務先への忠誠心を求めることはそもそも難しいのかもしれません。

③集団行動が上手でない場合が多い

資格が職業の基盤となっており、さまざまな行為が資格で規定されているために、自己完結型の仕事になりがちです。よって、他人との協働を強く求められず、集団行動を特に好まないと分析・把握されてきました。現代の医療人は、「チーム医療」という表現で隣接業種である他人との協働を強く求められるようになりましたが、職場環境によりその実情はまちまちです。本来の自分の守備範囲が明確に示されていますから、それを超えた協働については依然として個人の裁量に任されていることが多いのが現状です。言い換えれば、職業や職域をうまく超えて協働をすることができる人が、今後

＊……近年はメンバーシップ型からジョブ型へという米国式の雇用慣行が日本社会にも紹介・導入される動きがあり、医療界でも注視が必要です。

ますます重要視されることは間違いありません。

　一方で、従来型の自己完結型の仕事のほうを好み、集団行動が苦手であったとしても、一般の営業職や事務職のような不都合は少ない。自分に合う職場への移動が専門職の特性として可能ですから、「合わないところに長くいる必要がない」と考える人が多いのが現実でしょう。

　一般に、専門職が集まる組織の管理・運営が最も難しいとされています。弁護士事務所、会計士事務所、研究機関、病院しかりです。職業としてのおもしろさを常に感じ、それを提供できないと多くの人が職場を離れていくからです。加えて、その専門性が組織の売上げに直結している場合はますます扱いが難しい。ですから、この種の組織のトップマネジメントは、能力の高い職員に長くいて、その能力を十分に発揮してもらうために、高価な設備投資をし続けて最新鋭の機器を入れることや、面白い仕事上のテーマを常に得る状態をつくることが不可欠といわれます。

④キャリアマネジメントを自ら行う

　多くのビジネスパーソンは、1つの組織でさまざまな職種を経験し、自らの能力を磨き、付加価値をつけていきます。職場内の異動は個人の希望と言うよりも組織の意向がほとんどですから、キャリアマネジメントは組織がある程度は考えてくれているという側面があります。しかし、専門職は1つの会社でさまざまな職種を経験するというよりも、所属先を変えることによって職業人としての自分の腕を磨き、興味を満たします。そこに関与する組織の意向は、一般的な他職種と比べて少ないのです。これは長所と短所が表裏一体の要素です。

　つまり、キャリアという視点から見ると、自分で自らの歩む道すじを見通してゆかないと、専門職の技量を研鑽し続けられないことになります。

⑤緊密なネットワークとスモールワールドネットワーク

　参入障壁が高い業界は、その内部のコミュニティ、人間関係のネットワークとしては緊密です。業界外と業界内の区別が意識の中ではっきりしているからです。何か「やらかす」と、思わぬところでつながっていて、情報が共有されているという現象が頻繁に起きます。そのときに使われる表現は、「狭い世界ですから」という言葉です。例えば飛行機移動の距離ぐらい遠く離れた病院に転職したとしても、今の職場に前の職場の人を何らかのかたちで知っている人が存在していることは実に多い。この種の現象は、専門職の多くの人が経験していると思います。

　ネットワーク理論からいうと、職場や地域、卒業した大学などの小さな世界（スモールワールド）のネットワークがさまざまなところで重なり合い、その全体の業界としてのネットワークを構築しています。誰かを介せばどの同業者にも簡単につながることが可能なネットワークの中で皆さんは生きています。専門職は同じ業界の人とのネットワークを構築することが多く、同業者以外との付き合いが狭い場合が非常に多い。多くの専門職は激務ですから、時間的に同じ業界の人のほうが時間を共有しやすいことも影響しています。

　そのようななかで人は、特徴的な行動様式を2つもつようになります。職場での振る舞いに慎重になる傾向が強まる、ということと、逆に、何かのトラブル発生時には他職種の人たちよりも強くお互い助け合おうという気もちがはたらくことです。

2）専門職のジレンマ

　ここで①から⑤まで前節をまとめます。専門職は就職・転職が容易であり、職場が気に入らなかったらすぐに移動することができる。これは強みでしょう。その反面、好き嫌いとそのときの快適性だけで職場を選んで勤務していくと、キャリア・マネジメントの観点からはマイナス面が大きくなります。そのときのはたらき方の快適性と、

自らのスキル向上と、いずれに自分の力点を置くのかというジレンマを専門職は必ず抱えます。看護師もこれらの傾向を強くもちます。

看護師は母数が大きく、同じ職種の仲間たちが多数いるなかで日頃はたらくことができるために、ふだんは直面しにくい点なのですが、読者の皆さんが小中学生時代の同級生や地域で暮らす異業種の同年代と比べて、それぞれの人生設計のなかで自立・自律を迫られがちなのは、専門職の道をすでに選んでいるからなのです。

まとめると、看護師は自らのライフプランと同時に、キャリアデザインをすることが不可欠です。自分でこの後どうなりたいのかを考えながらはたらき続けることが求められる職種なのです。「職場でうまくやる能力」という漠然としたものが他職種よりも構造的に（否応なしに）あなたに求められているのは、こうした背景があるからなのでした。

8.　専門職がより幸せにはたらくために

本書で筆者（高田）は、読者の皆さんがそれぞれの職場で「うまくやる」こと、そして幸せ——happy にはたらくためにどのように振る舞うかに焦点をあてて執筆しています。

では、happy（幸せな状態）にはたらくとは具体的にどのようなことでしょうか。世の中には「苦労」が大好きという奇特な人もいますが、これはひとまず横に置いて整理してみましょう。

> ● あなたが最も楽しくはたらいていた（いる）時代のことを思い出し、その様子について書き出してください

そこでは、今から挙げるいくつかの要素があったはずです。

①（はたらいていて）楽しい、②自分が成長できることを実感できる、③将来のためになる、④ときどきあなたの行為や行動が他者から感謝される、⑤その現場に嫌なやつがいない……、などではないでしょうか。

もっと分けると、自らのキャリアにかかわるもの、スキルにかかわるもの、人間関係、職場の物理的な環境などが影響します。同じもの・ことをみても、人によって解釈や感じ方は違うことを先述しました。同様に happiness（幸せそのもの）を感じることも人によって違います。自分にとってはつらいだけの職場でも、他者にとっては非常に居心地がよい職場かもしれません。

経営学で研究されてきたことの多くは、人が組織において「どのようにうまくやるか」についてです。これを援用することで、皆さんがうまくやる、happy にはたらく成功確率が上がると思っています。

1）成功確率を上げる 3 つのカギ

そのために、マネジメントの学問である経営学の観点からは、やらなくていけない 3 つのことがあります。

①自分を知る

第一に、自分を知ることです。前項で、同じ言葉を言っても、うまくいく例といかない例を挙げました。なぜ自分が何か言うと他人は受け入れてくれるのか、もしくは受け入れてくれないのか。どのように自分は他人の目には映っているのか。これは客観的に自分を分析するということと同じなのです。

またここでワークしてみましょう。

● あなた自身をスーパーマーケットの店頭に並んでいる商品に例えてみてください。野菜でも飲み物でもかまいません。その何が長所でセールスポイントですか？ また、何が弱点でマイナスポイントの評価になりますか？

　世の中に完全な商品なんてありません。それぞれに個性があり、調理の仕方によっては最高のもち味を発揮します。客観的に自分を見ることは、どうすれば自分が組織の中で他人とうまく協働作業ができるのかを考えるデータを得ることです。自分が何かをすることによって、他者からどのような印象をもたれるのか。それを知ることが重要な要素です。

　同時に、自分にどのような思考のクセがあるのかを知ることも、今後の自分の振る舞いを考えるうえで必要なことです。自らが何を考えるか。どのような考えに陥りやすいのか。自分のデータを、自分でとるのです。

②環境と構造を知る

　第二に、どのような環境に自分はいて、目の前にある問題事象はどのような構造になっているのかを理解することです。これによってやみくもに自分流を押し通すよりも、どのように周囲を動かすのかについての自分なりの戦略を立てることができます。当然のことながら、状況とそれが発生している構造を知ってやるのと、そうでないのには「うまくいく度合い」に大きな差が出ます。

　うまくやれないと自分が思っている状態は、必ず理由があります。その理由を考えるのは、まずどのような状態に自分があって、それ

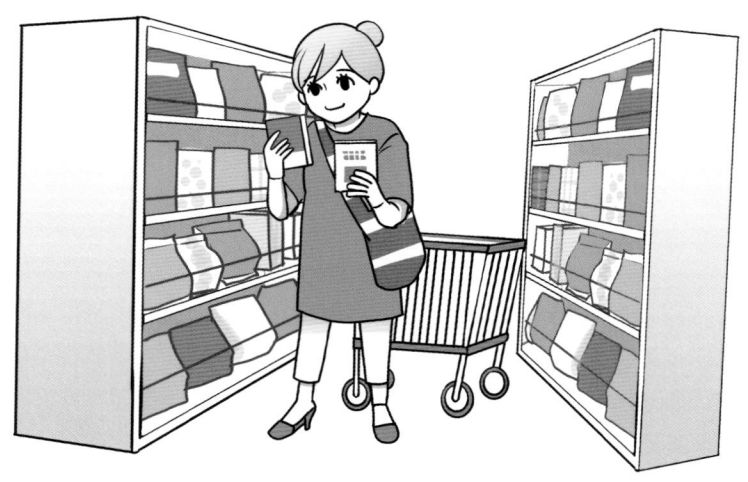

に対してどのように行動すればうまくいくのか、その対応方法を考えることと、全体像をみることです。俯瞰すること、構造を考えること。これらは非常に大事な行動です。やみくもに「できない」、「ムリ」といって目を閉じてしまうのは賢いやり方ではありません。

③知ったうえで意思決定する

　第三に、これらを踏まえて意思決定することです。大層な意思決定をしろといっているのではありません。経営学では第一と第三の個人の能力にかかる部分はトレーニングをすれば磨き上げていくことができると考えます。自分のことを見つめる目を磨くこと、意思決定の精度を上げることです。そのために第Ⅱ部で多くのワークを用意しています。

　書店には、医療・看護・介護書コーナーと同じように、いや、より大きなスペースに「ビジネス書」コーナーがあります。その中でも自己啓発やリーダーシップの棚は大きな需要と供給があります。それは、多くのビジネスパーソンがそうした書籍から新しい視点を得て、自らの振る舞いを変えて「うまく」人との関係をつくろうと

するからです。人の振る舞いはトレーニングで変わります。これが
経営学の中心的な考え方です。その成果を看護の世界でも皆様と一
緒に役立てることができたら、これ以上の喜びはありません。

（高田朝子）

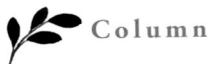 **Column**

マネジメントの5視点

　経営学におけるマネジメントには視点が5つあります。「**人、モノ、金、
情報**」という呪文のような言葉を聞いたことがありませんか。それぞれ人間、
モノ（物資）、お金（資金）、情報、そして、これら全部に関わるものです。足
して5つです。これらをまとめて経営資源といいます。経営学を構成する
要素です。

　それぞれ経営学の中に位置づけられる学問分野（領域・科目名）であり、代
表的なものとして、人に関わるのが「人的資源管理」や「組織（行動）論」、
モノに関わるのが「マーケティング」・生産管理、お金に関わるのが「ファ
イナンス」や「会計学」、そして情報が「情報戦略」。すべてに関わるのが「経
営戦略」です。そしてこれらのことを総合的に「マネジメントして」、すな
わち、「どうやってまわりとうまくやり、継続的に利益を出していくのか」
について探究する学問が、経営学の全体像です。

　各分野はお互いに絡み合って影響し合っています。どの視点から経営をみ
るかによって違います。例えば、モノを作る人や広告の人はマーケティング
の立場から経営をみます。ビジネスパーソンはすべての分野を極める必要はあ
りません。自分の好みの立ち位置をもてばいいのです。そのうえで必ず必要
なことは、全体をみて、それを踏まえて自分なりの意思決定をすることです。

　これは皆さんにも当てはまります。社会でhappyにはたらくためには完
璧な人である必要もないし、すべての知識に精通する必要もありません。た
だ、自分は何が得意で、何が不得意なのか知ること。そしてそうした人たち
が組織の中でどうつながっているのかを知ること。この2つが「うまくやる」
ためには不可欠です。

（高田朝子）

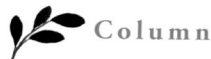

ナース 30 歳のハローワーク

　親しくしている中規模病院の看護部長から、「うちは看護師がなかなか集まらなくて、人材紹介会社を使っているの」と打ち明けられることがあります。そうした会社に支払う金額もかなりの高額となっているようですが、自院での採用活動にお金や手間をかけなくとも、派遣会社が有資格者を探してきてくれるので、病院にとってはそれなりのメリットがあるようです。そんな人材紹介会社や当の職場探し中の看護師の立場になっても、やはり代行業務ということには手間暇を節約できるメリットがあるのもたしかです。しかし、問題なのは、そうした紹介会社から斡旋される看護師の職場定着率があまりよくないことだとも話していました。

　一方、そうした紹介や派遣会社に頼らずに、独自の工夫で職員採用活動を展開している施設も多数あります。また、看護師の中にも自力で情報収集をし、実際に各施設で実施している就職説明会などにも参加して、積極的に情報収集と自己アピールをしている人も多数います。私はそうしたタイプの看護師に出会うと大変嬉しくなり、就職説明会の主催者である立場や主旨を忘れて、その方のキャリア支援の相談に本腰を入れてしまうクセがありました。

　そうした自発的なナースたちの共通点は、今すぐやとりあえずの就職先を探すのではなく、自身のキャリアプランに沿って近未来、だいたい1年後の就職先を探している例が多かったことです。高田教授が本文で説かれているように、看護職に対する社会の期待は年々拡大しています。それに伴い、就業できる場所もさまざまになり、起業する看護師も増えてきています。

　30 歳からのハローワーク活動として、自身のこれまでのキャリアを活かして、これからの夢もしっかりと考え、情報収集を行ってから次の就職先を決めることをお勧めします。

（川﨑つま子）

今できることに向きあう

1. 自分の感情に気づき、整える

　本章では前章の教えを踏まえて、具体的にあなたが今、自分自身のためにできる方策を筆者（川﨑）から提案します。まず専門職としての初歩の気づきの段階から，順に紹介していきましょう。

♪

　看護師の "仕事" は、言うまでもなく、病をもった他人に深く関わる業務です。病気によって揺れ動く他人に関わり、一緒に問題解決をはかることが使命です。まさにミッションといえる現場でお互いに協働しています。

　その現場では、感情をもった人どうしがコミュニケーションを取りながら、問題解決をはかっていきます。その際、相手の感情も含めた状況を適切に把握する必要があります。無意識のうちに、看護師自身の感情も、仕事に影響を及ぼしています。あなたの心の動きが、患者さんのヘルスケア向上に多少なりとも影響していると言えます。看護師自身が自分の感情に気づき、適切に対応する必要があります。

1）自らの感情に気づくために

　一言で「感情に気づく」といっても、簡単なことではありません。日頃からその時々の自分の感情をゆっくりと、俯瞰して「眺めて」みることを勧めます。「イライラしているなあ」、「相手の言葉に腹を立てているなあ」、「漠然とした不安な気もちになっているなあ」、「心がウキウキしているなあ」……など、さまざまな感情が日々刻々と変化していることに気づくでしょう。

　筆者は 20 代前半の頃、無意識のうちにイライラした自分の感情をそのまま出していた時期がありました。勤務病棟に筆者を慕って異動希望を出して来てくれた後輩看護師からでも、「私の知っている（職場外の）川﨑さんではなくて、（病棟では）ギスギスしていて話しにくいです」と苦言を呈されたことがありました。自らでは気づかなかった様子を後輩の目を通じて知ることができましたが、その一言は大きなショックでした。自らは感情を決して表に出していないはずと考えていたからです。

　それ以来、己の感情の表出に敏感になり、もう一人の自分が眺めるかのように、静かにリフレクションすることを心がけるようになりました。時間はかかることですが、習慣づけることが大事です。以降は自分の感情にまず気づき、その思いをいったん保留して、患者さんや同僚に対応できるように改めました。

2）ポジティブな感情は仕事の原動力に

　感情にはネガティブなものばかりではなく、楽しい気もち、嬉しい気もちといったポジティブなものもあります。ポジティブな感情は、モチベーションを向上させる原動力になります。自分の感情に気づき、コントロールすることは、患者さんのためだけではなく、自分自身が気分よく過ごすためにも必要です。自分が自分らしくいられる時間や空間を見つけることは、ストレスの高い仕事をする看

護師にとって、とても重要なことだと筆者は考えています。

筆者が一番リラックスできる時間と空間は、南国に出かけてハイビスカスやブーゲンビリアを眺めながらヤシの木陰で過ごすことです。しかし、コロナ禍でそれもかなわないなかでは、近くの里山を訪ねては鳥のさえずりを聞き、大好きな植物に触れることを楽しんでいます。

2.　迷ったらGO〜意思決定できる自分を育てる

誰かに決めてもらった人生は、何かうまくいかないことが発生すると、ついその人のせいにしたくなります。

「今、こうなっているのは自分のせいではない」、「自分では望まなかったのに、誰々さんに言われたからそうした」と考えてしまいます。きっかけは、その他者から勧められたことから始まっているかもしれませんが、そのことを選択したのは、まぎれもない自分自身です。結果の責任は他でもない、あなたにふりかかります[*]。誰々さんにとっては他人事です。

1）キャリア選択の実際

かく言う筆者が、看護師になってからそのキャリアを自ら進んで選択したのは2回だけです。1回目は看護師になってからの初めての就職先選び。2回目は結婚を機に親のサポートを得るために、夫の実家近くの病院に移ることを決めたときです。その他多くは、組織の命令や他者からの推薦で、勤務先を変更してきました。

ただ、いずれの選択も自分で考え、意思決定してきました。それ

＊……筆者が講師を引き受ける研修の際に、受講生に参加動機を尋ねることがありますが、中には「参加したくなかったけど、上司に行くように言われて来ました」と堂々と答える人がいます。すかさず私は、「断ることもできたと思いますが、それでも来ることを決めたのはご本人ですよね」と念押しして、「決めたからには気もちを切り替えて、できるだけ多くのことを学んで帰ってください。人生の大切な時間ですから」と説明しています。

は、うまくいかなかったり辛くなったりしたときに、組織や推薦者のせいにだけはしてはいけないと考えたからです。いざミッションがスタートすれば、後は自分自身の役割を一生懸命果たすだけです。すべての結果は、自分の行ったことの現れです。よいときも悪いときもすべてを引き受ける覚悟で臨みました。時には少し背伸びすることもあります。人は、その人にとって少し困難なことにチャレンジして、乗り越えることを通じて成長できると筆者は考えています。

　もっとも短時間で意思決定したのは、転勤です。当時、看護副部長で専任リスクマネジャーだった筆者ですが、あるとき病院長に呼ばれ、看護部長職として県内の同グループ病院に転属するよう言われました。突然のことで戸惑いましたが、5分で決めました。内示段階なので断る選択肢もあったのですが、その後の同組織でのキャリアの保証はなくなるだろうと考えました。

　そのときのことをリフレクションしてみると、筆者が「戸惑っていた理由」が、2つあることがわかります。

　1つ目は、そのときに担当していた医療安全の仕事をもう少し深めたいと考えたことと、2つ目は、すでに、その後のキャリアを見越して、現任地近くでの大学院進学を決めており、看護部長業と大学院生活が両立できるのかということでした。

　しかし、その2つは、自分の姿勢次第で可能であると考えて転勤を了承しました。その後も県を越えての転勤命令がありましたが、そのことも前向きに捉えて転勤しました。転勤辞令を断ることもできたと思いますが、ここで断っていたら、看護部長に続く貴重な体験はできなかったと考えます。

2）迷いは不安の先に変化を生む

　筆者がこうした意思決定を通して学んだことは、「迷ったら GO」ということです。

　迷いは不安を生みますが、そこを一歩進んでみることによって、

変化が生まれます。迷ったときに留まることで心は落ち着き、リスクは回避できるかもしれませんが、何も変わりません。人生をより豊かに過ごしていただくために、あえて「迷ったら GO、意思決定できる自分」を大切にしてほしいと思うのです。自身のキャリアを、自分で選択して意思決定していくことの喜びを体験してほしいからです。大小は問いません。そう選択し、意思決定を積み重ねていくことで、新たな世界に踏み出す覚悟が生まれ、体験することのすべてに新鮮な気もちでまた向き合えるようになるのではないでしょうか。そうした体験をぜひ、あなたにしてほしいと願います。

3. リフレクションを理解し、活用する

ここで、看護界でよく用いられる学びのキーワード「リフレクション」（内省，振り返り）について整理してみましょう。おとなの学びのうえで非常に効果的な手法です。まずは「反省」との違いについて。反省とは、自分のした言動について振り返り、できなかったことや良くなかったことを認識し、修正して次に生かすことです。

一方、リフレクションは、同じように振り返るのですが、出来事だけでなく、そのときの状況や自分自身も客観的に観察することで、より深い振り返りとなり、新しい発見や自分でも知らなかった自分自身に気づくことができます。

筆者がリフレクションに出会ったのは、大学院の学びのときです。看護管理者どうしが日々の実践を小グループでリフレクションすることで、看護管理実践能力が向上するのではないかと考え、それを研究課題 [*] としました。以来、さまざまな場面でグループリフレクションを意図的に組み入れ、効果を実感しています。

> *……金子さゆり，松浦正子，ウィリアムソン彰子，川﨑つま子，平岡翠，鈴江智恵，伊藤てる子，真下綾子，近藤恵子：看護管理者のキーコンピテンシーの構成要素とキーコンピテンシー獲得プロセスの構造化．日本看護管理学会誌，25（1），139–150，2021．https://doi.org/10.19012/janap.25.1_139/[2022.11.1 確認]

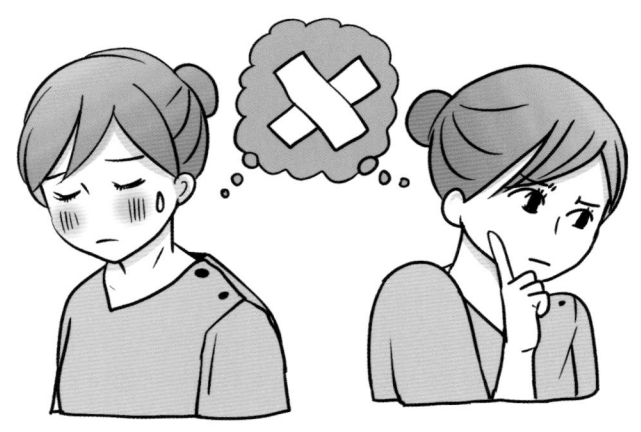

1）グループリフレクションの留意点

　グループリフレクションを実施する際には、注意してほしいことがあります。問題提起する本人が自身を客観的に振り返るためには、安心して心をひらき、自分のことを語ることができる環境が必要になります。

　そのため、参加者には以下のようなルールを定めて行う必要があります。

①その場で語られた内容について、決して他言しない
②参加者は積極的傾聴に努める（「相手を批判する」、「自分の考えを押し付ける」などの行為は行わない）
③あらかじめ時間を決めて行う（60分程度）

2）セルフリフレクションの留意点

　グループリフレクションは、場の設定が必要になりますが、個人で行うセルフリフレクションは、いつでもどこでもできます。読者にとって意味をもつ出来事が生じたときや、何かに違和感があると

きなどは、できるだけ反省するのではなく、積極的にリフレクションをする習慣をつけることを勧めます。

　いきなり自分自身を「客観的に」観察するのは、慣れるまで難しいと思いますので、まず、客観的な「出来事」に基づき、「そのとき、何が起きて、どうなったか」を、丁寧にたどって振り返ります。次いで、そのときの状況や周囲の環境を振り返ります。最後に、自分自身をもう一人の自分が見ているかのように、ありのままに観察します。できればそれを紙に書き出してみることでより客観的に観察することができます。

　看護界にも大きな影響を与えた米国の教育学者デューイは、主著『経験と教育』[*1] の中で、学習には2つの方法があると述べています。1つは試行錯誤しながら学ぶ方法，もう1つはリフレクティブに学ぶ方法です。経験則をより深く掘り下げるために、リフレクションを取り入れて、より豊かに学んでいってほしいのが筆者の提案です。

4.　メンタルモデル〜「考え方のクセ」を把握する

　どんな人間にもある考え方のクセを、認知科学でメンタルモデル[*2] と呼びます。

　私たちの心の奥深くに染み込んだ世の中の前提、一般概念、イメージ、ストーリーなどです。次章で紹介するマインドセットも含む大枠の考え方です。私たちがどのように世界を理解し、どのように行動するかを決めるものです。自分自身が出来事をどのように認知しているのかということであり、同じ出来事を体験しても、受け止め

*1 …Dewey, J（1938）. Experience and Education. New York：Macmillan Company.
*2 …Johnson-Laird, PN（著）, 海保博之（訳）：メンタルモデル　言語・推論・意識の認知科学. 産業図書，1988.
　　　小田理一郎：「学習する組織」入門　自分・チーム・会社が変わる　持続的成長の技術と実践. 英治出版，2017.

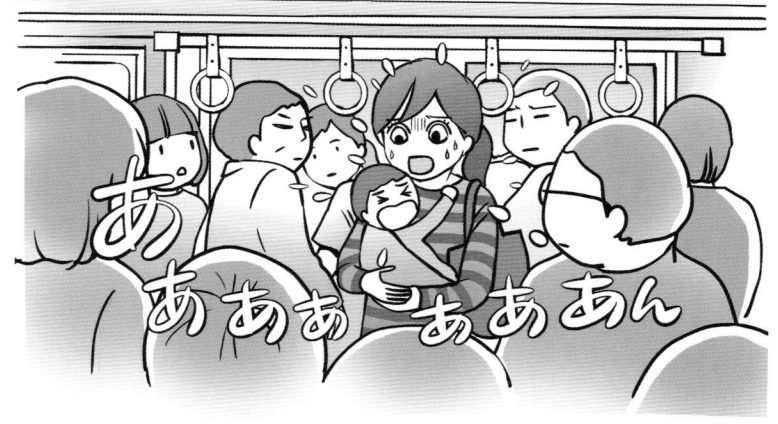

あああ　ああん

方は、その人によって違っています。

1）人の認知はそれぞれ違う

　人の認知は、その人のこれまでの体験やそのときの感情などの影響を受けます。

　例を挙げて考えてみましょう。通勤時間帯の混み合う電車内で、赤ちゃんが急に泣きだし、母親が慌ててあやしている姿を思い浮かべてください。その車両に乗り合わせた人々の反応はさまざまです。自らも子育て中の女性は「どうしたのかなあ、お腹がすいたのかなあ……」と赤ちゃんに関心が向くかもしれません。また、ある中年の女性は「お母さんの赤ちゃんのあやし方が悪いのではないか？」と、お母さんの対応に関心が向くかもしれません。別の高齢男性は「こんな混み合う電車に赤ちゃんを連れて乗るのは問題だ……」と、母親のモラルに関心が向くかもしれません。

　このように人々の認知は一人ひとり微妙に違っています。その結果、異なった認識となり、行動も違ってきます。

- availability bias［利用性バイアス］　心に浮かびやすいことを考えやすい 最近経験/勉強したことなどに影響されやすい。特に強いバイアス
- anchoring bias［アンカリングバイアス］　最初に想起した思考に固執してしまい、そこから動けない
- premature closure［早期閉鎖］　一度想起すると推論が停止してしまう。最もエラーにつながりやすいとされる強力なバイアス
- hassle bias［ハッスルバイアス］　肉体的・精神的に楽に処理する思考に引っ張られる
- confirmation bias［確証バイアス］　自分の仮説に不都合な情報を過小評価する
- overconfidence bias［自信過剰バイアス］　上司や専門医、自分・他者の判断を信じ込んでしまう
- rule bias［ルールバイアス］　完全に正しいわけではない一般ルールに無批判に従う
- base rate neglect［頻度の無視］　疾患の頻度を無視してしまう。時に稀な疾患を見つけると、さらに加速する
- visceral bias［本能的バイアス］　患者に対して陽性/陰性感情をもってしまい、決断に影響を与える
- Maslow's hammer［マズローの金槌］　金槌を持っていると釘を打ちたくなる。特定の技術があると、それを行いやすくなる

Chart 3-1　認知バイアスの例（総合診療医による）
［和足孝之：総論「誤診」から「診断エラー」へ．総合診療, 32(5), 350,2022.より］

2）考え方を変えてみる

　メンタルモデルは、効果的な思考や行動を可能にする反面、バイアスや思い込みを生み出します。さまざまな影響を受けて、事実とは違ったかたちで認知されることは知られています。人は事実と違うことであっても、思い込みや勘違いをしてしまいます。これまでの科学的研究で明らかになった思考の偏りを「認知バイアス」といいます。医療者の学びとして公私ともに生きる重要な知見です。Chart 3-1 に、看護師の現場になじみの深い総合診療医によるまと

めを示します。

　大切なのは、人はだれでも認知バイアスによって、事実とは違う認識をしてしまうということです。そして、間違った意思決定をしないために必要なことは、自分自身のもつ考え方のクセに気づくことです。いったんその考え方で進むことを保留し、視野を広く捉えて、視点を変えてみることをお勧めします。さらに、立場を変えてみることによって、これまで気づかなかったことに気づき、新たな認識が加わることがあります。

5.　人生曲線を描く

　さらに、自分の看護師人生を「時間軸」で眺めてみることをお勧めします。

　あなた自身が看護師を志したきっかけの出来事やそのときの気もち、看護師になるために看護学校・大学に入学したときの気もち、はじめて看護学に触れたときの気もちや、はじめて実習で受け持った患者さんのこと、国家試験に合格して看護師としてはたらきだしたときの気もち、はじめての夜勤に緊張して臨んだときのこと、後輩の看護師の指導を担当することになったときの気もちなど、です。その折々で、あなた自身のモチベーションが何によって支えられていたのか。これまでの看護師人生で出会った方々から何を学んだのかなど、そのときの気もちなどを丁寧に振り返ってみてください。

> ➡ あなたの看護師人生の転機となった出来事・出会い・ひとについて
> 思い出してみましょう

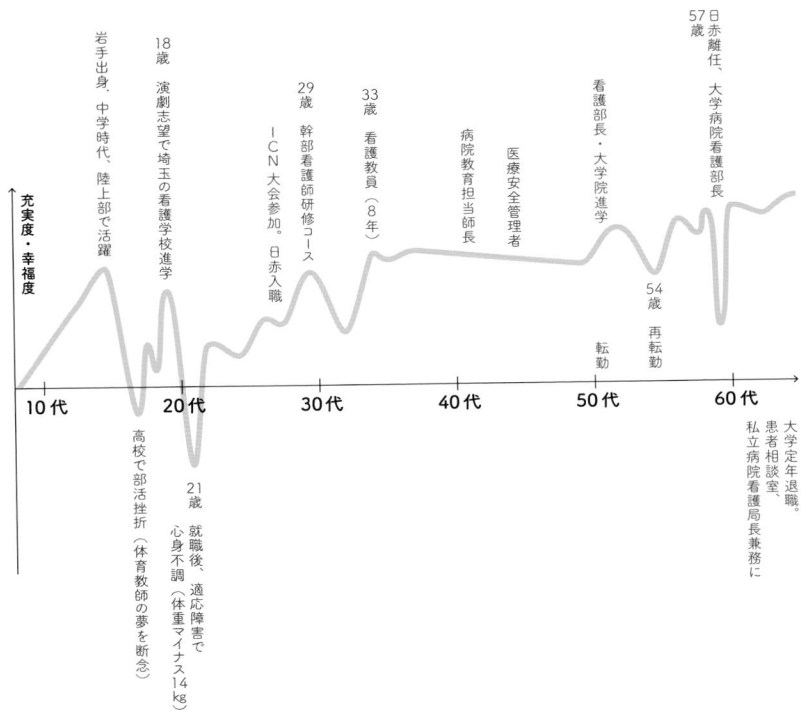

図中の注記（縦書き、右から左に読む）:

- 岩手出身．中学時代、陸上部で活躍
- 18歳　演劇志望で埼玉の看護学校進学
- 29歳　幹部看護師研修コース・ICN大会参加．日赤入職
- 33歳　看護教員（8年）
- 病院教育担当師長
- 医療安全管理者
- 看護部長・大学院進学
- 57歳　日赤離任、大学病院看護部長

- 高校で部活挫折（体育教師の夢を断念）
- 21歳　就職後、適応障害で心身不調（体重マイナス14kg）
- 54歳　再転勤
- 転勤
- 大学定年退職．患者相談室、私立病院看護局長兼務に

縦軸: 充実度・幸福度

横軸: 10代　20代　30代　40代　50代　60代

Chart 3-2　筆者（川﨑つま子）の人生曲線
[医学界新聞：「私のキャリアチャート」連載（2015年〜，不定期）を参考に作図.]

　きっとよい思い出ばかりではなく、辛い体験もあったのではない
でしょうか。自分の人生を否定するのではなく、ありのままに眺め
てみてください。そして、それを浮き沈みある曲線で図式化するこ
とをお勧めします。図を眺めてみると、過去の自分があったからこ
そ、今の自分があることに気づくことができます。自分を支えてく
れた方々の顔が目に浮かんできます。

　筆者は46年間、看護師としてはたらき続けていますので、人生
曲線もそれなりの長さで描くことができます（Chart 3-2）。本節で
は、中堅看護師ごろまでの自分の人生曲線について述べましょう。

1）人生曲線で俯瞰する・1

　岩手県の小さな村で生まれ育った筆者は、幼少期は特に不自由なく育ち、中学時代は女子陸上部に所属するなど運動・スポーツ好きでした。それが、高校時代に少しだけ所属した演劇部でお芝居の楽しさを見出し、その勉強をするために埼玉県の看護学校に入学しました。私には「人の役に立ちたい」、「病で苦しむ人の支えになりたい」というような、純粋な動機はまったくありませんでした。ただ、2人の叔母が看護師をしていた関係で、両親が娘の転居・進学に納得する職業が看護師だったのです。関東に出るための手段でした。

　看護学校の3年間は、看護の学びと演劇活動を両立させて、充実した時間を過ごしました。国家試験にも無事合格して、はたらきながら思いきり演劇の勉強をしようと考えていました。卒業式が近づいていたある日、これまでそんな筆者の活動を理解し、支えてくれた最初のメンターでもある恩師からの言葉……

　　「演劇も楽しいかもしれないけれど、看護は他人と深く関わる仕事で、やりがいのあることだと思うから、いちど本気で取り組んでみてはどう？　その体験がきっと、演劇にも活かせると思うの」

　これが、筆者の心をシフトするきっかけになりました。ただ、いったん看護師としてがんばってみようと決意して、はたらき始めた私を待ち受けていたのは、職場不適応でした。想像以上の不安と緊張から、眠れない、食べられない日々が続き、53kgあった体重が3か月で39kgにまで減少しました。しかし、不思議と辞めたいとは思わず、きっとこれを乗り越えた先に恩師がいう「看護のすばらしさ」があるに違いないと思っていました。実際に、少しずつ職場に適応してきた自分を待ち受けていたのは、看護の奥深さでした。

あるとき、病棟でいつもどおりに患者 A さんの環境整備を終わら
せ、スタッフステーションに戻った筆者は、先輩看護師に声を掛け
られました。「朝、A さんの環境整備をしたよね。そのときの A さ
んの様子はどうだった？」と質問され、「はい、環境整備をしました。
A さんのベッドはティッシュが散らかり、髪の毛も落ちていて、タ
オルもベッドから落ちそうになっていました。私は A さんに話し
かけながら、きれいに環境整備をしました」と得意げに答えました。

　すると先輩は、「あなたは A さんがこれまでどのような人生を歩
んできた人か知っている？」と質問されました。筆者が「たしか専業
主婦だったように記憶しています」と答えると、先輩は「A さんは専
業主婦として長年銀行員の夫を支え、夫がいつお客様を連れてきて
もよいように、常に家はきれいにしていたそうよ。病気になって自分
の身の回りのこともできなくなった辛さを抱えているの。そんなと
きにあなたがやってきて、『ずいぶん散らかっていますね。汚い
から片付けますね』と言って、私の気もちなどおかまいなしに片付け
ていった。あんな若い看護師に言われなくても……自分がどれほど
悔しい気もちでいるか……と泣いていたの」と話してくれました。

♩

　自身の言動が患者さんを深く傷つけたことを知り、己の未熟さを
痛感しました。その出来事をきっかけに、患者さんと積極的にコミュ
ニケーションを取り、患者さんの本意を理解したうえで看護にあた
るようになりました。

2）人生曲線で俯瞰する・2

　その後、看護師としてひと通りの学びも終わり、後輩指導も経験
して、自分の行う看護にも自信をもった 25 歳の頃に、筆者が看護
師長として最も尊敬している 2 人目のメンターの一言が、「看護チー
ムの一員」について考えるきっかけを与えてくれました。その頃の

筆者は同僚や医師からも頼られる存在になり、患者さんからは「あなたが勤務していると思うと安心だ」、「次の勤務はいつですか？」と期待されるようになっていました。自分でもすっかり有頂天になっていました。

　そんな筆者に、師長は「私のつくりたい病棟では、たった一人の優秀な看護師を育てるのではなく、ここではたらくすべてのスタッフが、ある一定のレベルの看護をしてほしいのよ。あなたは、誰からも尊敬されて気分を良くしていると思うけど、あなたがお休みのときに、患者さんがあなたを待つような病棟にはしたくないのよ。あなたには、病棟の看護レベルを上げるための力になってほしい」と言われました。そのビジョンに触れ、チームの一員としてすばらしい病棟にしていこうと決意しました。

6.　他者理解は看護の本質

　看護の対象は、自分以外のすべての人々です。それを理解することなしに、看護はできません。つまり、看護の対象である他者を理解することが看護の本質といえます。それは、自分と同じ人間であり、個々の価値観をもち、社会とつながりながら生活しています。何らかの健康上の問題を生じて、医療につながった人です。

　他者を理解するとは、患者の身体的な側面だけでなく精神的な側面、そして社会的な側面も理解することです。ついつい疾患に関心が向きますが、疾患以外の精神的側面や社会的側面にも関心を寄せて、理解しなければ看護実践はできません。他者を理解するためには、患者さんやご家族から必要な情報を得る必要があり、論理的に問いを立てて、情報収集をしていきます。また、自身が知りたい情報だけを得るのではなく、話しやすい環境をつくり、患者さんやご家族の話を熱心に傾聴します。単なるコミュニケーションではなく、「対話」が重要になります。

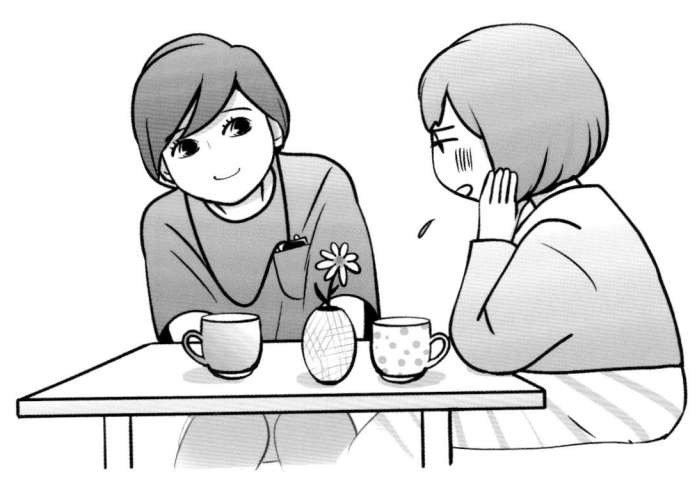

1）言葉を必要としない対話もある

　筆者が救命救急センターの看護師長を務めていたときのことです。出勤後すぐにホットラインが鳴り、17歳の女子高生が交通外傷の心肺停止状態で搬送されてきました。自転車に乗っていた患者は、交差点で左折する大型トラックに巻き込まれたのです。身体には大きなタイヤの跡があり、即死状態でした。救急隊が患者の所持品として持ってきたものの中に、厚手の布が、大きな手提げ袋に入っていました。ご両親が駆けつけて、その布の意味がわかりました。「この子が学校の授業で、私のためにコートを作ってくれることになっていました。今朝、その布をもって元気に出かけて行きました……」とお母さんは話してくれました。それを聞いた筆者は、思わずお母さんを強く抱き寄せ、一緒に声に出して泣きました。その子の悔しさとお母さんの悲しさが、十分すぎるほどわかりました。ここでの「対話」に、言葉は不要だと感じました。

患者さんにはそれぞれの人生があり、すべてのことに意味があるのだと思います。患者さんのことをより深く知り、その意味を理解し、どうすることが一番よいことなのかを、一緒に考えられる看護師になりたいと強く思いました。

2）自分の強みで勝負する

　医療に携わっている者は、医療がそもそも完璧でないことは理解しています。しかし、一般の方々からは常に完璧性を求められています。医療者は、少しの失敗も許されない緊張感の中で仕事をしています。そのため他人にも自分にも厳しい面があり、自身の弱点を何とか克服しようと努力します。後輩指導においても、できない部分を指摘する指導法が脈々と続いています。

　しかし、医療者も人間であり、完璧であることは不可能です。大切なのは、**自分の強み・弱みを客観的に知って、強みを仕事に活かし、弱みをカバーすること**です。弱みの部分は、それを強みにする他者の力を借りることで補うことができます。チーム医療においては、それぞれの強み・弱みを活かして、チーム全体で成果を上げることが重要になります。ただし、自分の強み・弱みを知ることは、必ずしも容易なことではありません。また、自分が強みだと考えていたことが、必ずしも他人にはそう思われていないこともあります。ここでいう強み・弱みは、「他者が」とらえている強み・弱みのことです。自分の強み・弱みを知る一番の方法は他者に聞くことです。他者からのフィードバックを素直に受ける姿勢が大切になります。

　筆者が看護部長になってから続けたことは、看護師長全員に誕生日カードを贈ることでした。毎年、翌年のスケジュール帳を購入すると、看護師長さんの誕生日を書き込むことから始めます。誕生日カードを書いているときは、100％その看護師さんのことを考え、その師長さんの素敵なことを思い出します。また、カードを書くもう1つの目的は、看護師長さんからの私自身へのフィードバックを

もらうことです。看護師長さんたちも、筆者の誕生日に、お返しとして誕生日カードをくれるようになりました。筆者はそこに書かれているメッセージを読み、自分の強みを確認することができました。「部長さんの明るさに元気をいただいています」、「私の相談に熱心に耳を傾けてくれて嬉しいです」といった内容が多く記載されていました。なかなか業務や公式の機会だと、部下から上司へのフィードバックを届けにくいものです。

　自分の弱みにもやはり他者からのフィードバックで気づくことがあります。人は悪く思われたくないという感情が先に立ち、相手のネガティブなことについてフィードバックを返してくれることは少ないです。フィードバックしているつもりでも、遠巻きに話してしまい、意図が相手に伝わらなかったり、「みんなが言っている（から）」という話し方で自身への反発を和らげたりします。だからこそ、はっきりと言ってくれる人の存在や意見は貴重です。筆者の場合、自身が担当する病棟スタッフに「師長さんは、男性看護師に甘いですよね」と言われたことがあります。リフレクションすると、たしかに心当たりがありました。筆者は家庭で息子を育ててきたので、ついつい自分の息子に接するときのように擁護的になっていたのだと気づくことができました。以来、男性スタッフと接するときにはジェンダー平等に気をつけるようになりました。

7.　メンターをもち、メンティを支える

　メンターとは、仕事や人生における「良き指導者」、「優れた助言者」、「恩師」など、支援が必要な人に対して指導や助言をする人を指します。一方、支援を受ける人をメンティといいます。看護師の人材育成の方法の1つとして、メンター制度を採り入れている施設も増えてきました。

あなたは、自身の職業生活のうえでメンター[*]をもっています
か。あるいは、自身がメンターとしてメンティの支援をしています
か。これまで意識せずこられたかもしれませんし、組織の制度とし
てそうした機会がなかったかもしれません。あなたのキャリアはあ
なた自身のものですので、個人的な思いだけでかまいません。

➥ あなたがメンターとして連想する方の名前を挙げてみましょう
また、あなたがメンティとしてつながっている方の名前も挙げてみましょう

　筆者自身は、これまで3人のメンターに出会いました。その出
会いは人生にとても大きな影響を与えてくれました。

1）3人のメンター

　最初のメンターは、10代の学生時代に出会った看護学校の担任
の先生です。先生には、演劇に興味をもっていた筆者に看護師とし
てはたらくきっかけ（p.078）を与えていただきました。
　2人目のメンターは、25歳頃に出会った勤務病棟の看護師長です。
師長には、筆者が看護チームを意識してはたらく必要性に気づかせ
ていただき、後輩の指導に熱心に取り組むきっかけを作っていただ
きました。
　3人目のメンターは、33歳頃に勤めていた看護学校の専任教師
時代に出会った、人間関係論担当の外部講師です。講師からは、学
生や患者に向き合う際に必要な「積極的傾聴法」や「今、ここで」

＊……東京医科歯科大学病院看護部メンター制度. https://tmd-kango.com/program/system_
　　mentor.html［2022.11.1 確認］

の重要性を教えていただきました。

　3人のメンターには、今でも事あるごとにご指導いただいています。また、筆者自身がメンターとして支えている後輩看護師が何人かいます。自身のキャリアで悩んでいるときや、大きな課題に直面したときなどに連絡をいただき、話を聴いています。答えを求められるというよりは、自身の思いや考えを話すことによって、自身で整理していっているように思います。筆者の側は共感性をもって相談者の話を傾聴しながら、時々疑問に感じた部分に問いを立てながら、相談者も気づかないような思いや考えを引き出しています。

2）メンティからの学び

　筆者の場合、はじめて看護部長になり、次々に発生する病院の問題に部門責任者としてどのように対応したらよいのか悩んでいる看護部長にメンターとして関わる機会が増えています。そうした方々に、最初は筆者が少しリードするかたちで問いを立てていましたが、後段階では自身の思いや考えを自由に話してもらうことが多くなり、やがて、そのビジョンを熱く語っていただくようになりました。そのほうが当事者のパフォーマンスを引き出すうえで効果があることがわかったからです。これは50代での学びですが、20代30代にも共通する普遍の現象かもしれません。こうした関わりを通じて筆者自身もさまざまなことに気づき、自身の強み・弱みを再確認することができます。メンティからこそ学べることがあるわけです。

　こうした経験から、読者の皆さんにも積極的にメンターとして後輩に関わってほしいと考えます。そのプロセスを通じて、自分自身を振り返ることができ、相談者だけでなく、あなた自身にたくさんの学びがあります。

8.　成長のサイクルを回す

　人の成長に関わる重要な要素は、「気づき」、「意欲」、「行動」、「結果」、「自信」です。これらのいずれのステップを省略しても、人の成長は起こらないと筆者は考えます。

　新人看護師さくらさんの成長のプロセスを例にとって説明しましょう。

1）さくらさんの場合〜入職初年、看護師として無我夢中

　さくらさんは、先輩看護師に指示されて、患者さんのバイタル測定を実施しました。
　このとき、学校で学んできた知識を活かしてバイタルサインの異常値に気づき、これは緊急だからとすぐ先輩看護師に報告しなければと考え、先輩看護師のもとに駆けつけるという行動を起こしました。
　さくらさんの報告を受けた先輩看護師が、患者さんのところに直行して、状態観察を行った後、主治医に連絡をし、適切に対応しました。

　まずはじめは、「気づき」です。すべての行動の始まりです。人は五感を使ってさまざまな情報を取り込みます。取り込んだ情報の解釈ができなければ、問題に気づくことはできず、単なる情報になります。さくらさんが異常値に気づけなければ、ただ測定しただけに終わってしまうところでした。

　次が「意欲」です。バイタルサインの異常値に気づいたとしても、それを先輩看護師に伝えて、問題解決を図ってもらおうと思わなければ、そのままになってしまいます。その心の発動が意欲です。意欲は次の「行動」の原動力となります。意欲は継続性に乏しく、周

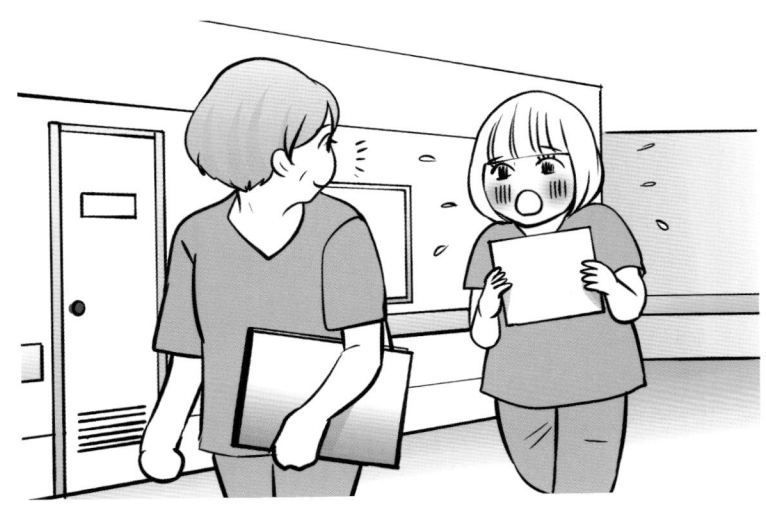

囲の状況によって、変化します。盛り上がった意欲を行動に結びつける必要があります。

　行動が起こると、何らかの「結果」が生まれます。今回は、さくらさんの取った行動によって、患者の異常の発見に結びつき、先輩看護師は、さくらさんの取った一連の行動に対して、プラスのストロークを返しました。さくらさんは、今回の経験が「自信」となり、次の成長へとつながりました。こうした成長のサイクルを回すためには、新人に限らず、すべてのステップを意識してほしいと考えます。

2）視野を広げる3つの心がけ

　そうした意識づけに有効なのが、視野を広げることです。複雑で多様性に満ちた世界を生きている私たちは、間違った判断をしないためにも、できるだけ物事を多角的に把握することが大切になります。

　具体的には、①視「座」を変えて、②視「野」を広くもち、③視「点」を明確にすることが大切です。

①視座を変えてみる

　視「座」を変えるとは、「立場」を変えて考えてみることです。看護を行う際にも、患者の立場で考えてみると、どんな看護を望んでいるのかが見えてきます。また、組織内の人間関係においても、副師長だったら、看護師長だったら、看護部長だったらと、違う立場で考えてみると、見えてくるものもあります。

②視野を広くもつ

　視「野」を広くとは、対象を空間軸と時間軸で見ることです。これは、鳥の目・虫の目・魚の目で見ることだと言い換えられます。

　鳥の目とは、鳥が上空から広く眺めるイメージです。人間の視線をはるかに越えて眺めてみると、全体像を理解することができます。近年ではドローンの開発によって、人間が立ち入ることができない場所を映し出した映像を見ることができるようになりました。人間が鳥になった気分を味わうことができます。

　虫の目は、狭い範囲を深く見ることを示します。人間の視力をはるかに超えて、細かく見ることを意味します。iPadを通して映し出した映像を拡大して見ることによって、視覚障害の方がこれまで見えなかったものを見ることができるようになった、というような拡張現実（Augmented Reality；AR）に通じるイメージです。

　魚の目は、川の流れの中で魚が周囲の動きを見ているイメージです。つまり、時間の流れの中で変化する状況を読み取ることです。ある地点にとどまることなく、時代の流れを読み取ることは、今後の変化に対応するためにも必要なことです。

③視点を明確にもつ

　視「点」、つまりポイントを絞ることです。情報にあふれている中において、効率的に情報収集するためには、必要なことです。やみくもに情報を集めても情報に溺れてしまい、何も理解できなかっ

たということになりかねません。いくつかの視点をもって、効果的に情報収集をしていく必要があります。

9.　時間管理で人生を充実

　さて、こうした気づきのトレーニングは何も業務のためばかりではありません。なによりあなた自身の幸せな人生に寄与するため、成長のためにあるものです。

　人は生まれたときから死に向かう旅を続けています。いつ死ぬのかどこで死ぬのかは、誰にもわかりません。医学の知見によって、予後をある程度予測することはできますが、あくまでもそれは予想であって、実際には誰にもわからないのです。ただはっきりしていることは、人は誰でもいずれ亡くなるということです。時間は有限であるということを意識するだけで、時間を大切に使うようになります。

　私たちの生活は「したいこと」ではなく「しなければならないこと」や「すべきこと」で埋め尽くされています。先人の知恵に学ぶなら、ドラッカーは、「成果をあげる者は仕事からスタートしない、時間からスタートする」と述べています [*1]。時間管理は、情報社会においてますます重要となってきています。その良し悪しが仕事の効率性や成果に影響するばかりでなく、個人の生活の質にも大きな影響を及ぼします。

　またスミスは、「時間とは出来事が過去から現在、未来へと続いていく連続体で、時間の基本的単位は出来事である」と述べています [*2]。出来事は自分でコントロールできるものと、そうでないものがあります。人はコントロールできないものに遭遇すると辛く苦

＊1 …Drucker PF（著），上田惇生（訳）：経営者の条件，The Effective Executive：The Definitive Guide to Getting the Right Things Done. ダイヤモンド社，2006.
＊2 …Smith HW（著），黄木信，他（訳）：TQ 心の安らぎを得る究極のタイムマネジメント. SB クリエイティブ，2009.

しいと感じますが、自分が主体的にコントロールできると満足感や幸せを感じることができます。

2

　時間の使い方のうまい人とそうでない人では、結果が大きく違ってきます。限られた時間を有効に使って、自分の目的達成に近づくことができたらとても素敵なことです。時間は大切な資源です。本節では筆者が心がけていることを具体的に述べましょう。

1）時間を守る人と守れない人の差

　筆者の周囲で、いつも時間に追われて約束の期日をなかなか守れない人に出会います。キャリアのどの時期・環境でも変わりません。社会人の一定数に見られる傾向ということです。成人ですし同僚・仲間たちは半ばあきらめて、いつものことだからといった目で見ていますが、時間にルーズな人は、他者からの信頼をなかなか得られません。筆者も心の底からはその人を信頼する気もちになれず、重要なことは依頼しなくなりました。逆に、時間を守って常にゆとりをもって行動している人もいます。ここぞというときに、その差は歴然となります。

　受験などで願書を提出する際には、できるだけ開始日早々に提出することを筆者も勧めています。その理由は2つあります。1つ目の理由は、早々に提出することによって、そのことから早く解放されて、次のことに打ち込むことができるからです。ぎりぎりまで抱えているといつまでもそのことを考えることになり、新たなことに取り組めなくなります。2つ目の理由は、選考の際に同レベルの人がいた際に、熱意が相手に伝わり、選ばれる確率が増すからです。職務にあたるなかで、こうした繰り返し・蓄積は大きな結果につながります。

　研修受講の事前課題レポートがある場合には、ぎりぎりにしあげ

ずに、余裕をもって管理者や先輩の指導を得ることをお勧めします。筆者もこれまで数多くのレポート指導をしてきましたが、期限ぎりぎりに提出してくる人には、修正する時間的余裕がないことから、最低限の指導に終わっていました。その点、早々にもってくる人には、相手の考えをしっかりと聞いたうえで、全体の構成や論旨の一貫性など、細かく指導することができます。

2）隙間時間の活用

　エレベーターの待ち時間や電車での通勤時間、レストランの待ち時間など、自分のペースで時間を決められないことが多々あります。こうした時間をすべて足したら、膨大な時間になるものです。このような隙間時間の過ごし方も、実はとても大切です。待つのが苦手な人はその時間をイライラして過ごしますが、隙間時間をうまく使える人は、そもそも待つという感覚ではなく、その時間をどのように過ごそうかと考え、あらかじめ隙間時間にやることを決めて用意しています。最近はスマートフォンの普及によって、ほとんどの人がスマートフォンを用いて楽しんでいます。ゲームをしている人、音楽を聴いている人、映画を見ている人、電子ニュースを見ている人など、それぞれのスタイルで時間を過ごしています。

　筆者も以前は、文庫本を1冊カバンの中に入れていましたが、スマートフォンをもって電子ブックアプリに変更してからは紙の本を持ち歩くことはなくなりました。常に端末のマイライブラリーに数冊ぶんダウンロードしてあります。毎朝、1時間の通勤中にしていることは、読書、英語の勉強、数独です。帰宅の際は、SNSのチェックと読書、今日1日をリフレクションすること、運よく座れたら居眠りもします。通勤時間の活用は、隙間時間の活用の域を超えて貴重な学びの時間になっています。

3）時間泥棒撃退法

　他人の勤務時間に予約なしで入り込んでくる人や、時間を決めても約束に関係なく話し続ける人、それをドタキャンする人など、時間泥棒は身近にいます。そのとき1回だけで済むというのものではなく、普段から時間にルーズな人といえます。皆がスマートフォンを持つ時代ですので、約束の時間前に連絡することは可能ですが、そのような人の行動を変えてもらうには、周囲の協力なしには難しいでしょう。自らが指導する立場にある対象であれば、その人の行動変容を促す必要がありますが、そうでない人に対しては、巻き込まれないことが一番です。予約なしで相談などに入り込んでくる人に対しては、「ごめんなさい。別用があるので今日は難しいです」とはっきりと断るようにしています。最初は気が咎めるかと思いますが、あなたが悪いことは何もないわけです。また、時間に関係なく話し続ける人に対しては、「あなたの話をゆっくり聞きたいのですが、次の予定があるのでごめんなさい」としっかり中断できるように口を挟むようにしています。ここでも、ウソをついているわけではありません。事実を淡々と告げればよいのです。また、連絡もなく約束をドタキャンする人に対してはその理由を確認し、その内容によっては、次回からできるだけ約束自体しないようにします。その人自身が気づいて変わらないかぎり、巻き込まれるリスクは変わりません。

　時間泥棒が自由にはびこらないようにするためにも、許してしまう環境をできるだけつくらないようにしたいところです。

10.　ネットワークづくり〜つながりを見直す

　人は1人では生きられないし、人とのさまざまなつながりの中で暮らしています。前節で厳しいことに触れましたが、あなたのこれ

からの人生についての本書で、幸せな人間関係をどのように構築していくのかは重要なテーマです。

1）人間関係のつながり

　現在、あなたはいくつのコミュニティ（職場・地域・仲間）に関わっていますか。看護に関係するもの以外でも、学生生活を通じてつくられたものから、習い事や趣味の世界でつながっている関係、SNSを通じて知り合った仲間、子どもの関係でつながっているママ友など、日ごろ濃密に付き合う関係だけではなく緩やかなものを数えていけば、1つや2つではないのではないでしょうか。そうしたつながりが、自身の人生をより豊かにしてくれていることを振り返ってみましょう。

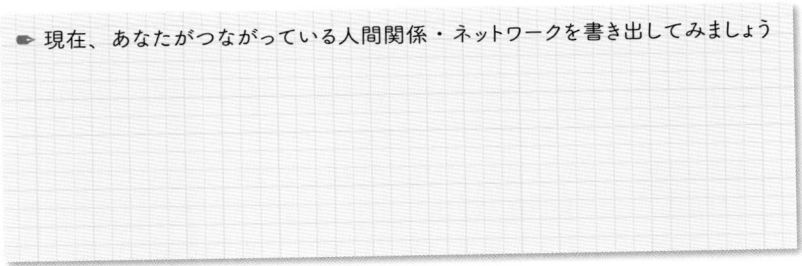

☛ 現在、あなたがつながっている人間関係・ネットワークを書き出してみましょう

　あなた1人ではできなかった体験や機会が、誰かを介することで生まれませんでしたか。筆者の場合、30歳ごろは仕事一筋ながら、下記のつながりを大事に維持していました。

　管理者研修（1年コース）の仲間たち・旧職場（外科・泌尿器科病棟）の気の合う仲間たち・現職場（循環器病棟）の気の合う仲間たち・中学時代の仲良しの同級生・高校時代の仲良しグループ・看護学校時代の仲間たち……。連絡を取り合う頻度はまちまちながら、絶やさないことが大切です。

2）関係性を吟味する

　ただし、自らの人生をより豊かにするうえで、いちどコミュニティと自らの「関係性」を吟味してみることを勧めます。自身が所属しているコミュニティを書き出して、そのつながりの強弱を振り返って確認してみてください。そして、そのつながりがあなたにとってどんな価値があるのか、そして、将来においても引き続きつながっていたいものかどうかを吟味してみましょう。

> ● 現在、あなたがつながっている人間関係（ネットワーク）のつながりの強弱について図式化（優先順位を付けたり、それぞれの大小を円で囲んだり）してみましょう。どのグループがあなたにとって大きく、強いものでしょうか？

　図式の方法は何でも、あなたが思いつく手段でかまいません。
　実は自分自身ではあまりかかわりを望んでいなかったが、これまでの付き合いだったから……、また、誘ってもらった方への義理を感じるから……、といった消極的な理由でそのグループやコミュニティに属していることが浮き彫りになったら、すぐにでもそこから離れることを勧めます。
　時間もお金も有限です。そのつながりから何らかの学びがある、メンバーに会えるのが楽しみである、といったポジティブな状況であればそのコミュニティやネットワークはあなたにとってプラスにはたらいていると言えます。利害関係や実益といったことではありません。あなたが価値を見いだせる何かに、あなた自身がきちんと気づくことが大切です。

職場や家族以外でそうしたネットワークをもっていない方、他者とつながることにそもそも興味のない方もおられるでしょう。筆者は、他者の価値観、自分とは違う考え方に出会うことが視野を広げることに大変有効だと学んできました。上述のネットワークで、もし、今はまだつながっていなくても、アプローチできそうで、あなたが興味をもつコミュニティのことを連想されたら、一歩踏み出して、そのネットワークにつながってみることをお勧めします。新しい関係性が生まれ、自分でも気づかなかった自分自身に気づくこともできるのではないでしょうか。

　筆者は29歳のときに、日本赤十字社幹部看護師研修所で1年間の看護管理研修を受講しました。全国から集まった64名と一緒に全寮制で学ぶ機会を得たわけです。そこでの学びとして、新しい知識を得ることができたことも大きかったのですが、仲間との対話を通じて、30歳を控えた時期の自分自身の感情や考えにも気づくことができたことはとても大きかったと思います。後の看護師人生に大きな影響を与えています [*]。

11. 多様性の時代〜やりぬく力と世界の拡張

　本章最後で、さらに提案を続けましょう。

　「人生、山あり谷あり」と言うように波乱に満ちており、乗り越えられないほどの苦難に遭遇することもあります。穏やかな日常が突然に失われる悲劇に見舞われる人もいることを、近年、私たちは多く見聞きし、あるいは実体験してきたのではないでしょうか。日常生活においてもさまざまなプレッシャーが押し寄せて、自分を見失いそうになることもあります。そんな状況の中でも、上手に立て

＊……中でも特に親しい仲間数名とは35年経った今でも互いにファーストネームで呼び合い、仕事の相談をしあっています。また、プライベートでも一緒に旅行に出かけて楽しい時間を過ごしています。

直して生き抜いていく力が、近年注目されているレジリエンス（re-silience）です。

1）レジリエンスはやりぬく力

　レジリエンスは生まれつき備わっている力というより、さまざまな体験を通じて、後天的に高められるものだと言われています[*]。自身が思い描くキャリアを歩んでいくためには、今後待ち受けているかもしれないさまざまな困難やプレッシャーに立ち向かう、レジリエンスを備えることが必要になります。現場ではたらく社会人の評価として、「プレッシャーに強い人、弱い人」などといわれることがありますが、実は意識的に育成することが可能な力です。

　レジリエンスの高い人の特徴は、①現実をしっかり受け止める力、②（人生には何らかの意味があるという強い価値観によって支えられた）確固たる信念、③超人的な即効力、の３つの能力を宿していると言われています[*]。自分の置かれている現実にしっかり向き合い、そのことが自分自身と他者にとってどのような意味があるのかを見いだそうとします。筆者のこれまでの人生においても、心が折れそうになり、何日にもわたって立ち直れない体験が何度かありました。次に紹介するのは、30年以上前の出来事ですが、今でも鮮明に記憶に刻まれています。

　友人と２人でのタイ旅行中のことです。過去に経験したことのない高熱と下痢に見舞われバンコクの病院を受診したところ、感染症罹患のため緊急入院が必要と言われました。しかし翌日の航空便が決まっていたこともあり、抗生物質の処方だけで解放され、そのまま帰国しました。日本に着いた頃には体調もいくらか良くなっていましたが、検疫でその旨を申し出て検査したころ、赤痢感染で健康保菌者であることがわかりました。保健所担当者が迎えに来て、居

＊……ハーバード・ビジネス・レビュー編集部（編），DIAMOND ハーバード・ビジネス・レビュー編集部（訳）：レジリエンス．pp.20-21，ダイヤモンド社，2019.

住地の感染症隔離病棟に入院することになったのです。その施設に入院しているのは筆者1人で、施設を使うことも数年ぶりだと伺いました。家族と離れ、仕事も長期的に休まなければならなくなったことなど、思ってもみない展開に大変落ち込みました。幸い身体は順調に回復し、心も少しずつ元気を取り戻して、10日間の隔離生活を無事に終えることができました。

　この出来事から立ち直ることができたのは、自分の置かれている状況を認め、これまでの経過を丁寧に振り返り、タイへ行こうと考えた理由や旅行中に取った自分の行動などをしっかりリフレクションできたからです。その結果、現実を直視し受け入れ、少しずつ未来に意識を向けることができました。退院する頃には、この体験が自分の人生にとって意味のあることだと考えるようになりました。

　周囲の温かいサポートもありました。隔離病棟は外界と遮断されていることから、当時入手できた情報源はテレビと新聞だけです。やむなく配達をお願いすることにした新聞に、見ず知らずの配達員の方からの励ましのメッセージが毎日添えられていたのです。また、友人からの「この体験は、きっとあなたの看護師人生にプラスになると思うよ」といった内容の手紙にも励まされました。

　この患者体験から実に多くのことを学ぶことができましたが、一番の気づきは、「人は自分の力で必ず立ち直ることができる」ということです。まさしくレジリエンスを育成する経験になっていました。

　筆者はレジリエンスを鍛える方法としても、振り返り・リフレクションが有効であると考えています。本書でリフレクションをお勧めしているのは、こうした経験からの学びがあるからです。現実の状況を受け入れられず、傷つき落ち込んでいる中でも、リフレクションを行い、現実をしっかりと受け止め、自身の体験を意味あることとして捉え直すことが重要になります。

2）看護を活かした副業・複業

　コロナ禍中に開催された2021年の第25回日本看護管理学会学術集会にオンラインで参加して、看護師のキャリアは無限大だと実感しました。「持続可能な社会をリードする創造的看護管理」をテーマに開催され、パネルディスカッションやシンポジウムで、看護師の資格を活かして新しい仕事に取り組む方々、看護職の新しい仕事づくり[*]についての発表が多くありました。従来の看護師の仕事の既成概念を取り払い、「いま社会が求めているものは何か」、「そこに看護師として活躍する部分があるのか」を考えてみると、実に多くの可能性が存在することがわかります。

　特に未病の段階の人々に対して、健康生活を維持するための健康教育や健康相談活動、病気や障害を持ちながらも自分らしく生きたいと考える人たちへのお手伝い等々、考えただけでもさまざまな活動が思いつきます。看護を活かした副業といえるでしょう。

　また、看護とご自身の特技をコラボレーションした活動なども考えられます。学会の中で、洋服作りが好きな看護師さんが、障害者の方に既製のパジャマを着せるのにご家族が苦労している様子を見て、障害者の方も着心地が良く、介助をする方も着せやすい洋服をデザインして、それを、ビジネスとして起業している方の発表もありました。これらは、副業のレベルを超え、複数の本業、つまり複業へと発展しているケースです。

＊……筆者（川﨑）も、コロナ感染で自宅療養した親族支援の経験から、専門資格を持ち感染管理に精通し、かつ料理好きな看護師なら、家庭内クラスターで社会と分断されているご家庭にPPEを着用して、簡単な料理を提供する仕事もあるのではないかと真剣に考えました。ついでに家族全員の健康観察や保健所への情報提供を行えたら、その業務も助かるのではないかと考えました。

不確実な現実が続く現代社会を生き抜くのに最大の力はレジリエンスであり、また看護職の仕事・キャリア自体の視野を広げていくことが今後欠かせないと筆者は考えています。

（川﨑つま子）

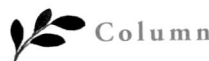 **Column**

看護師の仕事に魅了された2つの理由

　「はじめに」で私が看護師の仕事に魅了された2つの理由を付記しておきましょう。1つは「看護は常に『仮説』検証過程」だということです。学校や臨床で学んできたことを基に最善と思われるケアを実践しても、現場のその患者にとっては、それが必ずしも良いとは限らないという経験が多数ありました。どんなときも常に自分たちのケアが患者にどのような結果をもたらしたのか、常に仮説として検証し続ける必要があります。たまらなく面白いことです。

　もう1つが、「自分自身が成長できる仕事」だということです。

　看護は人間関係を基盤として成り立っています。患者、医療スタッフや看護チームでの関わりは常に真剣勝負です。そこでの関わり方がいかに患者の回復に影響を及ぼし、また患者の反応が自分たちにどのように返ってくるかに触れ、またそんな循環が生まれるこの職業こそ成長を実感できる、幸せな環境だと日々実感しています。それが私にとって最高の報酬です。

（川﨑つま子）

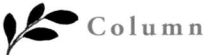
Column

基礎教育4年＋臨床経験4年でジェネラリストナースへ

　2004（平成16）年に医師の新しい臨床研修医制度が発足して約20年になり、卒後2年間の努力義務が必修となりました。それ以前は臨床研修を受ける研修医の7割が大学病院で、3割が臨床研修病院で研修を行っており、地域医療との接点が少ない状況でした。また、研修内容も出身大学系列の単一診療科で研修を受けており、幅広い診療能力が身に付けられる総合診療方式による研修を受けているものは少ない状況でした。必修化の背景には、専門の診療科に偏った研修が行われ、「病気を診るが、人は診ない」と評され、また研修医の処遇が不十分で、その内容や成果の評価が十分に行われていなかったと判断されたことなどがありました。一方、看護師の研修制度は、2010（平成22）年4月から1年間の努力義務化が行われ、新人看護職員研修ガイドラインに基づき、各施設が新人看護師研修を実施して現在に至っています。新卒1年の経験だけで一人前の看護師になるわけではなく、その後も引き続き3年程度は、組織が提供するラダー研修を受けているのが実情でしょう。

　私は看護師も学校卒業後の4年間を臨床研修期間と位置づけ、**はたらきながらジェネラリストになるための学び**を深めてほしいと考えています。学びの内容や学び方については、看護師個々の体験の差があまり大きくならないように、ある程度の枠組みを定める必要があると考えますが、個人の希望も十分に反映できる、余裕のある枠組みが必要です。その期間が終了した時点で修了書の区切りを設け、そのうえで引き続きジェネラリストの道を究める人や、スペシャリストに進む人などの多様なキャリアが選択できるようになってほしいと考えています。

（川﨑つま子）

今できることをはじめる

1. 女性ならではのキャリア選択

　筆者（川﨑）の気づきを中心に，看護師ならではの提案をまず述べた前章に引き続き、本章は、読者が実生活に取り入れやすい具体的なアクション——選択という実践的な提案を盛り込んでいきます。キャリア選択で直面する課題は，結婚や出産などの職業人生を超えるイベント・決断にどう対応するかにも、自然と重なるものです。

　もちろん、それらをしないという選択も尊重されますし、多くの先人の経験からも学ぶことができます。

❡

　看護師の9割は女性が占めており、女性の仕事という印象が強くありますが、2001年の保健師助産師看護師法の改正により、女性は看護婦、男性は看護士と呼ばれていた名前が、2002年3月以降は看護「師」に統一されました。その背景には、1995年5月に制定された男女雇用機会均等法や男性看護師の増加が関係しています。1991年成立、1992年4月に施行された「育児休業等に関する法律」（略称：育児休業法）によって、労働者は男女を問わず、子どもが1歳になるまで育児のために休むことができるようになりました。さらに1995年に改正されて「育児休業、介護休業等育児又

は家族介護を行う労働者の福祉に関する法律」（略称：育児・介護休業法）となり、介護休業制度が盛り込まれました。その後も度重なる改正により、仕事と子育てや介護の両立が一層可能となっています。あなたの役に立つ社会保障制度は時代とともに進んでいるものです。

1）結婚・出産・育児の選択

　筆者が結婚した当時は育児休業法がまだなく、産前産後休暇のみで仕事に復帰していました。出産を機に看護の仕事をいったん辞める人も多くいました。子どもを保育園に預けられるようになってからも、夜勤のない仕事に変更する人や、パートタイムに変更する人もいました。家庭をとるか仕事をとるかと悩んでいる先輩をたくさん見てきました。現在も変わらない、女性がはたらき続けるうえでのキャリアの難問です。

　筆者の場合、出産後も看護の仕事を続けることを前提に環境を整えることにしました。子育てのサポートが得られる親族［＊］の近くに引っ越すことを決めて、勤務する病院を変えることにしました。その結果、はたらき方のスタイルを変更することなく、2人の子どもを育てながら看護の仕事を続けてきました。一方、出産育児を前提とするなら、子どもの小学校就学までの育児休業を意思決定できる自分になることが必要です。自身の人生をデザインするために、今すぐ心がまえするところから具体的な備えをはかっておきましょう。自分の人生の意味を考えている人は、他者の人生も尊重して意思決定支援ができるようになります。

　このように自身のキャリアを考えるときに、家族の存在はとても重要な要素になります。時代が変わり、社会資源を活用しながら夫婦で協力して仕事と子育てを両立することが可能となりました。家族の存在を理由に、望むキャリアを歩むことができないということ

＊……育児をサポートいただいた夫の亡き両親に心から感謝しています。ひとのつながりとして身近な人間関係を大切に、活用するのも重要なことです。

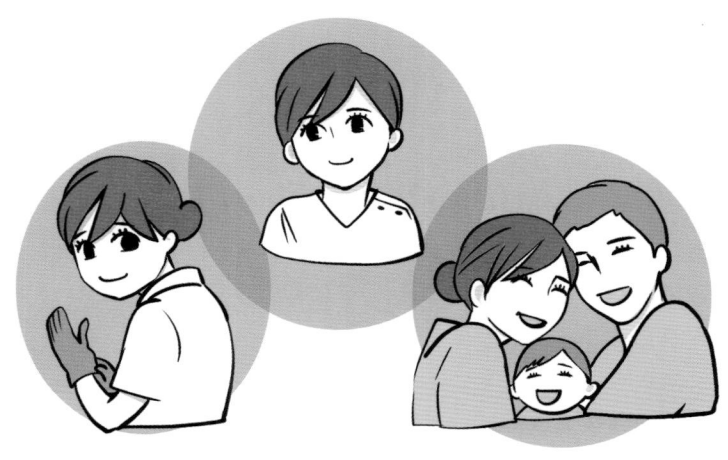

は少なくなったといえます。患者の退院後の生活を 慮 るのと同様
<ruby>おもんぱか</ruby>
に、自身が堂々と活用できる社会資源について知っておいてほしい
です。

2.　3つの「私」を育てる

　筆者は、仕事や家族を大切にするために、まず大切にしてほしい
と考えているものがあります。他ならぬ自分自身についてですが、
ひと、特にはたらく大人は、1つの面だけで過ごせるものではあり
ません。「仕事の私」、「家族の中の私」、「私自身」、この3つの「私」
のバランスをとりつつ、この3面いずれも大切に考えて、育てていっ
てほしいと思います。

　それぞれ具体的な場面としては、仕事を通して看護実践能力を発
揮している自分、家族の中での役割を果たしている自分、自分のし
たいこと好きなことをしている自分らしい自分……、といったこと
です。3つのバランスが取れることによって、それぞれにもプラス
の相乗効果が生まれるものです。

1）「仕事の私」を育てる

　どのようなキャリアを歩むことを選択するとしても、「仕事の私」を育てていくことが大切です。私たちの場合、看護実践能力の3本柱となる、看護の知識・技術・態度をバランス良く磨いていってほしいところです。それこそが、専門職者が幸せにはたらき続けるための軸になるからです。

　基礎教育で学んだことは看護の基礎的な部分であり、実際の医療現場ではさらに膨大な量の学びが必要になったことを、臨床の場で皆さんは経験してきたことでしょう。日々変化する医療内容について、常に更新して最新のものにしておく必要があります。こうした仕事に必要な知識・技術・態度の習得は、体験学習が効果的であり、学んだ知識・技術・態度を実践に移し、リフレクションしながら、自身の学びとして定着させてほしいと考えます。

　筆者は看護学校の教員をしていたときに、学生の理解を促すために、知識・技術・態度を養うことを、それぞれ「頭づくり」、「手づくり」、「心づくり」と言い換えて説明していました。その後院内勤務に戻って看護部長になってからは、希望者を対象に、私自身が講師となって「看護部長塾」[*]を開き、新人看護師の教育に関わる実地指導者や教育担当者を対象に、「教える技術」の講義の中で、やはりこれら3つの育成方法について具体的に説明してきました。キャリアの各場面で応用のきく学習分類ですので、本節でそれぞれのファーストステップとなる基本の技法を紹介しましょう。

①知識〜頭づくり

　まずは知識、「頭づくり」のためには、読む・書くことを通じて、

＊……所属施設・組織を問わず、希望者を対象に、定時勤務時間外に90分授業を月1回開催。対象者は、看護師長、副看護師長、セクションリーダー、実地指導者や教育担当者として、その学習ニーズに合わせて、必要なテーマを決めて実施しています。興味ある方は川﨑まで。

得た知識を記憶する必要があります。効率的に記憶するためには、集中学習よりも分散学習が効果的といえます。また、すでに知っている知識に関連付けて覚えるほうが、より記憶に残ります。

　書く方法については、個別のメモではなくひと続きのノートを取ることをお勧めします。メモは備忘的目的で短期的に利用するものですが、ノートは後で読み返すことを目的として取りますので、頭づくりのために、そのジャンルごとにノートを準備してまとめてゆくのがよいでしょう。スマートフォンやタブレットなどIT機器を活用して、電子データで保存するのでもかまいません。ただ、安易にコピー＆ペーストで済ませてしまうと、学習した気もちになって実際には学びが深まらないということもありえます。自らの手で、自らの言葉としてノートをまとめていくことが大切です。

　知識が記憶として定着したら、それで「頭づくり」が終わるわけではありません。その知識を、現場の問題解決のために使えるようにする必要があります。単発の知識をたくさん身に付けても問題解決ができない人に出会いますが、知識と知識を関連付けて問題解決する方法について、さらに学ぶ必要があります。

②技術〜手づくり

　次に技術、「手づくり」は、簡単なことから始め、徐々に複雑なものへと学んでいくことを勧めます。また、一連の流れを一気に学ぶのではなく、スモールステップの原則で学ぶと身に付きやすくなります。その際、その技術に長けている人に、その場でフィードバックをもらいながら学んでいくと、よりスムーズに技術を身に付けることができます。

　また、自分が行っている看護技術をスマートフォンなどで動画撮影してみることで、客観的に確認することができます。技術を確実に身に付けるためには、繰り返し行うことが大切です。自分１人だけだとなかなか難しいことなので、仲間づくりも必要です。

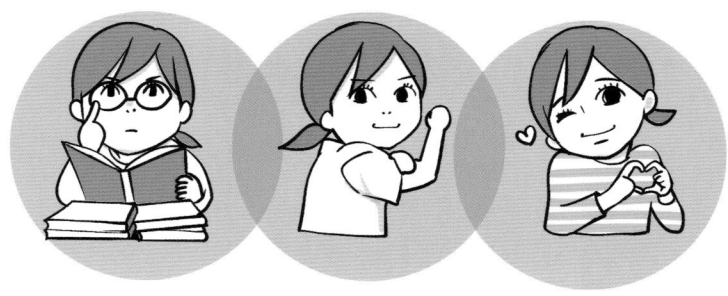

③態度〜心づくり

　最後に態度「心づくり」は、仕事に対する姿勢や患者に対する対応や接遇、チームワークやリーダーシップなど、学ぶ内容が明確ではない、不確実性の高いものです。社会人として勤務しているうちに自然に身に付くと思っている人が多くいますが、実は心づくりこそ、しっかりと意識して学ぶ必要があります。そうでないと、新人当初の心もちからまったく成長しないまま中堅期を迎えて、キャリア選択のうえで困ることになります。共著者（高田）の専門であるマネジメントという学問体系が大いに役に立つ領域です。第Ⅱ部のケースやワークは、主にこの「心づくり」のためになるものを準備しています。

　まずは、自らが尊敬している先輩や同僚、すばらしいと思える他職者の立ち振る舞いをよく観察して、少しずつまねをしてみましょう。それがメンターづくりの第一歩です。次の段階としては、そのメンターと仰げる人に実際にアプローチして、直接学びを受けられるようになることが重要です。相性も当然ありますし、あなた自身ならではの「心」に叶うキャラクターの影響を受けられるよう、意識してみましょう。

2）「家族の中の私」を楽しむ

　日本における家族形態も変化してきており、三世代の世帯や核家

族世帯の割合が減少してきており、単独世帯の割合が急増しています。都市部と地方では状況が違うと考えますが、看護職においても、仕事を始めてからも親との同居を続けている人、親元を離れて単独世帯となっている人、結婚して核家族で生活している人、三世代の世帯で生活している人など、家族環境はさまざまです。

①家庭環境の影響

　看護の仕事を継続するうえで家族環境の影響は大きく、そのことを理由に仕事・職場を離れる人もいます。世間一般の「男性は仕事、女性は家庭」といった性別役割の考え方は薄れつつありますが、男性が仕事を優先せざるを得ない状況は、現実として今なお続いています。女性割合の多い看護職においては、出産・育児を契機にいったん仕事から離れざるを得ないケースが多く見られます。

　しかし、看護の仕事は患者の生老病死に深く関わるものなので、出産・育児の体験もまた自身のキャリアにプラスにはたらきます。仕事に復帰し、はたらきながら子どもの成長を見守る体験も、貴重な体験として看護に厚みを生むと筆者は考えています。

　なお、結婚も出産も人生の大切な選択であり、繰り返しますが、それを選ばないという選択も同等に尊重されるものです。

②出産・育児体験から広がるもの

　筆者自身の一事例としては、26歳と33歳のときにそれぞれ息子を出産し、近隣在住の義父母の協力を得ながら子育てと仕事の両立をしてきました。子どもを通して地域の方々ともつながり、PTA活動など地域コミュニティ活動に参加することになり、そこで出会った方々からさまざまなことを学び、たくさん支援していただきました。これらすべての体験が自分の看護師人生にプラスになっていると考えています。楽しいことばかりではあり得ませんが、大切なのは自分自身がそのような状況を、楽しむことができるかどうか

だと考えます。

　子どもは自分にとってかけがえのない存在ですが、子育ては自分のペースで物事を進めることができない体験の連続です。そこで職場というはたらく場所では出せない、出しにくい自分の本心や姿をしっかり受け止められる場所づくりをしておくことが、はたらき続けるうえで大きな支えになります。

3）「私自身」を大切にする

　さらに、仕事や家族のコミュニティ以外に、自分のために時間とお金を遣うことをお勧めします。とても大切なことです。わがままやぜいたくなことではありません。3本柱の1つとして、あなたの重要な支えです。独身という選択であれば比較的容易にできることですが、結婚し、子育てしながら仕事を継続しながらでも、不可能ではありません。たしかに、実際には時間がいくらあっても足りないという感覚になるでしょうが、周囲の協力を得られるよう努めて、少しでも自分の趣味・嗜好のために使える時間とお金を確保してほしいと、筆者は心から勧めます。

①自分自身のための消費

　そうして確保した時間とお金の使い方は、人によってさまざまでしょう。以前から続けていた習い事を持続する（始める、再開する）、好きなミュージシャンのコンサートに出かける、好きなショッピングのために出かける、美術館巡りを楽しむなど。100人いれば100通りの楽しみ方があるのではないでしょうか。

　こうしたさまざまなシチュエーションをイメージするだけで、人はわくわくしてきます。このわくわく感は生きるエネルギーになり、自分らしさを作っています。自分を育てるうえで必須の過程です。

②自分自身のための充実感

　筆者が子育て期間中に自らのために使うと決めたコスト（時間とお金）は、年1回の海外旅行に集中させていました。子どもの幼少期は、比較的短期間で出かけられるアジア圏が中心でしたが、これまで見たこともない景色や文化、人々の暮らしに触れて、自分の視野を広げることができました。その充実感は、その後の仕事や子育てによい効果をもたらしたと感じています。

　子育て時期を終えた後もこうした生き方は貫いており、自分が何かをできない理由を家族や仕事のせいにだけはしたくないと考えています。

3.　新しい学びを得ていくために

　自分の内面を磨き、成長していくこと。自分で自分を育てていくことが、本書のテーマです。その土台となるものが学びです。

　「仕事の私」を育てる具体的なステップを歩むうえで、最初に認識しないといけないことは、自分の仕事に必要な学びは、あなた自身で計画的に行う必要があるということです。専門職の特徴としてp.056に分析を掲げたように、私たち看護職はこの職種の構造的な定めから逃れられません。また、いざ学びといっても学生時代と異なり、誰か教師が付いてくれるわけではありません。

　当然、そのぶんのお金と時間のかかることではありますが、現在の仕事に自信をもって取り組むためにも、また、未来の職業人生の選択肢を広げる意味でも、継続的に学ぶ必要があります。

1）職能団体・学会参加は未来への投資

　あなたは自分の仕事に関わる学びのために今、どのくらいのお金と時間、つまりコストをかけているのでしょうか？　具体的には、書籍や e ラーニングなど専門資料・教材の購入費とその学習時間、

セミナーや研修、学術集会（学会）の参加や、関心ある施設見学や視察旅行に出かけるための日程取りや経費のことです。

> ☛ あなたが仕事に関わる学びのために費やしている**コスト**を書き出してください

　こうした学びのためのコストは、病院などあなたの所属施設・組織が払うべきだと考える方もいると思いますが、そうしたかたちで提供する学びの場や研修機会は、業務に直結する内容に限られているのが常です。また、すべての施設が学びの場を提供できるとは限りません。医療現場の経営の厳しさから、職員の教育にかけられる予算が少ない、あるいは、もともとぎりぎりの人数で運営している施設では、学びのための時間を確保できないといった事情も多いのではないでしょうか。

　こうしたとき、数は力になります。日本看護協会や都道府県看護協会では、会員向けにさまざまな研修を企画し、個人で確保するより実は格安・リーズナブルにそうした場を提供しています。会員となって積極的に活用することをお勧めします。もちろん**会員でなくても参加**することができますので、まずウェブ検索や、居住している都道府県看護協会に問い合わせてみてください。

　そして学びの機会として、筆者は各種の「学会・学術集会」に参加することを強くお勧めします。看護の専門分化が進み、看護に関係する学術団体も整備、発展しています。日本看護系学会協議会（JANA）に加盟している学会は2018年現在で46学会あります。あなたが興味・関心のある領域を先駆的に深めている学会にアクセス

しやすくなっています。これは、先に勧めたメンターや相談相手が身近では乏しい環境であっても、同志につながることができる重要なコネクションになります。出身校や地域、また趣味関連のネットワークを重ねていくこともできるでしょう。

そうした学会員になるためにもコスト（入会金や年会費）が必要になりますが、業界の最新情報を得ることができ、自らが孤独ではないと知ること、何より仲間づくりができる価値は他に替えがたいものがあります。参加した方々と交流する機会も生まれ、視野の拡大を図ることができます。院内外で看護研究に取り組んでいる人は、学会発表をすることによって自身の業績にもなります。2020年からコロナ禍のなか、多くの学会でオンライン開催が主流となり、遠距離開催の場にも参加しやすくなったというメリットもあります。

さらに興味のある方には、日本の学会だけではなく、国際学会に参加することもお勧めします。筆者は1977年、看護専門学校3年生のときに、学校代表として、日本で開催された第16回国際看護師協会（ICN）総会の学生大会に参加したのを縁に、その後看護師になってからも時々ICNに参加してきました。また、日中韓看護学会にたびたび参加して、それぞれの国の看護の事情を知ることができ、看護をグローバルの視点で捉えることができるようになっています。

2）対話力を高め、互いを認める

現代、スマートフォンの利用者はあらゆる年齢層に広がり、誰もが日常的に使えるアイテムとなりました。中でもメッセージ交換を主とする対話アプリ（LINE）の利用率（月1回以上使用）は、全年代平均で81.6％、60代で76.4％、70代でも69.0％というデータ [＊] が出されています。また、コロナ禍で盛んになったオンラインセミ

＊……NTTドコモ モバイル社会研究所：スマホ・ケータイ所有者のSNS利用動向について（2022年一般向けモバイル動向調査），2022年1月.

ナーや従来からの研修会などでも、参加者同士の対話形式の時間が設けられるのが常になりました。現代において、「対話」が一種のブームになっているようです。裏を返せば、日常の中でひと同士がしっかり対話する時間や場所が不足しているとも言えます。筆者も対話によって学習が促進されると理解しており、自身が主催する講義では、演習として必ず対話パートを設けています。

　そうした看護管理者向けの教育の場でも、スタッフ（看護職員）との対話の時間をもつことの重要性について説明してきました。筆者自身もスタッフとして5人の看護師長のもとではたらきましたが、ポジティブな印象に残っているのは、スタッフとの対話を大切にし、その性格や個性を誰よりも把握している方でした。その師長はスタッフだけでなく、患者さんやご家族との対話も大切にして、1日1回必ず患者さんのベッドをラウンドしていました。病棟中の誰よりも患者さんのことを知っているので、スタッフが師長から患者情報を聞くこともよくありました。

　人は対話を通じて互いを理解し合うことができます。さらには、対話を通じて自分の価値観や考え方に気づき、新たな価値を創造することもできます。対話の効果を最大限に生かすためには、対話力を高めて、互いを認め合い高め合う組織文化をつくること［*］が最も大切です。対話してよかったと感じる人が多くなると、自然に対話が多い組織へと変化するものと考えます。対話が組織文化になる状況を想像してみると、とても暖かい雰囲気がイメージできます。

4.　仲間づくり〜根幹は信頼

　先述した3本柱で支える「私」づくりとともに重要なことが、しっかり対話できる相手を増やしていくこと。つまり仲間づくりです。

＊……リアル/オンラインで学び合えるイベント・セミナーの機会を医学書院ホームページで発信中。https://www.igaku-shoin.co.jp/seminar/［2022.11.1 確認］

友達ということではなく、職場や家庭、趣味のコミュニティを共有する関係にある、**お互いを受け入れる関係性をもった他人**ということです。それが友人である（になる）場合もありますし、先輩や後輩、上司や部下といった間柄でもあり得るでしょう。

1）信頼と信用の違い

そうした人間関係を構築するうえで、欠かせないのが「信頼」です。似ている言葉に「信用」がありますが、その2つの言葉の意味は大きく違います。

「信頼」は、裏付けや担保がなくても無条件に相手を信じることで、人間関係の根幹をなすものです。一方、「信用」は、「○○ができるから信用する」、「○○を持っているから信用する」など、一定の条件を満たしていることが前提となります。信用を前提とする関係性だと、一定の条件を満たさないと相手のことを信じて頼ることができなくなり、人と人との関係性が希薄となります。とても生きにくい世の中になるように感じます。

小さな失敗にとらわれることなく、おおらかな気もちで相手を信頼して任せ、その結果を一緒に分かち合うことができるなら、互いの成長にもつながり、はたらきやすい職場になるのではないかと思います。最近は他人を信頼できないだけでなく、自分自身をも信頼できない人が多いように感じます。自分こそを信頼できるように育てることも本書のテーマです。

筆者の経歴を振り返ってみると、その時々に周囲の方々から、「あなたにお願いするね」といった言葉を受け、そしてその期待に応えようと少し背伸びするという努力を繰り返し、「あなたのことを信頼している」というフィードバックを得られたことで、また時には得られなかったことを反省・内省して、一歩ずつ成長してこられた

ように思います。失敗がつきものです。皆さんが望むキャリアを歩むために、まずは信頼に基づいた豊かな人間関係の構築からめざしてほしいと願います。

5. ダイバーシティを認め、世界を広げる

仲間づくりの先にあるものは、従来の自分の価値観を超える、または自分の価値観にはそぐわないけれど、他者として尊重すべきものを受け入れることです。それがダイバーシティ（diversity、多様性）です。人のあり方の多様性を受け入れようとする考え方で、人種、性別、年齢、国籍、外観、価値観、宗教、性格などの個別性を互いに認め合い、むしろそれを活かしながら社会をつくっていこうとする姿勢です。実は、私たち看護師にとってはたいへんなじみ深い内容です。

1）「看護職の倫理綱領」を基盤に

日本看護協会の「看護職の倫理綱領」の本文１で、「看護職は、人間の生命、人間としての尊厳及び権利を尊重する」の解説内容に、「すべての人々は、その国籍、人種、民族、宗教、信条、年齢、性別、性的指向、性自認、社会的地位、経済的状態、ライフスタイル、健康問題の性質によって制約を受けることなく、到達可能な最高水準の健康を享受するという権利を有している」とあります。つまり看護の対象に対しては、多様性の価値を認めて、高い倫理観をもって、人間の生命と尊厳及び権利を尊重して看護を行うことが謳われています。

ダイバーシティは、この考え方をはたらく仲間に対しても適応していこうとするものです。こうした動きがビジネス界に広まりつつある背景には、社会の価値観の多様性に対応していくには、企業の中にも多様な価値観や発想を取り入れて、同質な者だけでは実現で

きない新たな価値を創造しようとする考えがあります。また、はたらく者の生きがいや価値観を大切にして、個人の能力の発揮や向上にもつなげようとする考えです。医療界も多様性の「受容」から、多様性の「活用」の時代に入ってきていると、はたらき続けるなかで筆者は感じています。

2）外国籍の仲間と協働する時代

筆者はこれまでEPA（経済連携協定）で来日し、日本の看護師国家試験に合格したフィリピン人の看護師とはたらいてきました。また、看護師採用の際には、外国籍で自国と日本の看護師免許を持つ看護師も積極的に受け入れてきました。実際はたらくとなると、文化や習慣の違いなど、協働するうえで乗り越えるべきさまざまな壁が存在しましたが、日本の看護師のはたらき方や、仕事観を再発見する機会にもなりました。こうした傾向は今後も強まるでしょう。

皆さんも積極的に多様性を受け入れ、自身がこれまで出会ったことのない価値観に触れることによって視野を広げていただきたいです。そして、これまで考えつかなかった新たな価値を創造していくことが、あなた自身のはたらきやすさを構築する大きな基盤になるでしょう。第Ⅱ部のワークで、まずは頭をはたらかせてみてください。

6. 新しいことに取り組む心を育てる

ワールドワイドに広がった話題を、また人間の内面のことに戻しましょう。

本書も中盤を過ぎるこのページまで読み進められたあなたは、新しいことを始めたい、または刺激を受けたいと思われているタイミングなのだと思います。ただ、何かにチャレンジしたい、目的を決めて取り組み始めても長続きしない体験は、誰でも経験しているのではないでしょうか。筆者も意志が弱いところがあり、最後までや

り通すことができなかった体験をいくつももっています。

1）習慣化するまで継続する

　人が何か新しいあることを習慣化するためには、最低でも1か月はかかると言われています[*1]。食事や睡眠、コミュニケーションといった「身体習慣」は3か月かかると言われています。そして、プラス思考などのような「思考習慣」は6か月かかると言われています[*1]。あなた自身にも何か身に覚えはないでしょうか。

　長年親しんできた習慣を変えて新しいことに挑戦するためには、習慣化するまでの一定期間、根気強くがんばる必要があるわけです。どうせ自分は変われないからとあきらめずに、挑戦を続けることが重要です。その際には、必ずできるという「信念」、真剣に取り組む「姿勢」、そして、行動を起こそうという強い「意志」の3つが不可欠になります。いったん習慣化したものは、自身の思考や行動の一部となり、自分の個性や特徴となります。

　筆者の一例としてこれまでに習慣化してきたものに、読書とウォーキング、そしてすでに述べたリフレクションがあります。読書は最低でも週1冊読むと決めてから、15年以上続いています。週1冊読んだとして年間53冊読むことになります。筆者の日常生活のうえで、無理のない読書量[*2]だと考えています。ウォーキングについては、数年前から夫の生活習慣病の改善のために、付き合いで始めたことがきっかけでした。「家族の中の私」と「仲間づくり」という2点を大事にするところからスタートしたわけです。今やその魅力に取りつかれてしまい、仕事帰りや週末に積極的に歩いています。リフレクションについては、看護管理者になってから

＊1 …行動科学の実験結果などでも諸説ありますが、下記の論述が実際的な内容で参考になります。古川武士：「続ける」習慣．日本実業出版社，2010.
＊2 …以前は1冊読み終わると、すぐ次に読む本を購入していましたが、今は、読みたい本を読みたいときに、電子書籍として購入して、オンラインのマイライブラリーに置いて、必要なときに読んでいます。

は特に意識して、行うようにしています。リフレクションについて学ぶ前までは、あれこれと思い悩む時間が続いていましたが、リフレクションをする習慣がついてからは、感情と思考を整理することができるようになり、自身の体験を経験として意味づけを行い、前向きに捉えることができるようになりました。本書で伝えたいメッセージである、後ろ向きに悩むのではなく、前向きに考えて行動できるようになる自分づくりの根幹になるものです。それも、やはり意識しての習慣づけからはじまることなのです。

2）モチベーションを保つ3要因

　2021年に開催された東京オリンピック・パラリンピック2020は、コロナ禍で1年遅れの無観客で実現しました。逆境の中、出場選手の皆さんはそうした状況下での支援に感謝の言葉を口々に述べていました。結果は日本選手団の活躍が光り、オリンピックのメダルの獲得数は過去最多の58個（金27個、銀14個、銅17個）でした。金メダルの獲得数は米国、中国に次いで第3位の成績でした。一人ひとりの選手が一歩ずつ地道に取り組んできた結果でしょう。

　そうした選手のモチベーションを支えたものは、何だったのでしょうか。心理学者のハーズバーグは、人の意欲を高める2つの主要因は「達成」と「達成が認め合えること」であると説いています[*]。少しずつでも結果を出し、そうした地道な成功の積み重ねが次の成功を生み、やがて大きな成功へとつながります。まさに千里の道も一歩からだと考えます。筆者はハーズバーグの説に、さらに3つ目として「それが人々の役に立っている実感」を加えたいと考えます。看護師の成長にとって、大きなモチベーションにつながることだからです。

　アスリートの選手生命に比べたら、看護師生命は長く、生涯にわ

＊……Herzberg F（著），北野利信（訳）：仕事と人間性—動機づけ—衛生理論の新展開．東洋経済新報社，1968.

たって看護師として活躍することができます。これで達成したということはなく、看護の対象が変わり、医療が発展すれば常に新しいことの連続です。より高みをめざして、成長し続けていくことが可能になります。

7.　あなた自身のビジョンとゴールに気づく

　専門職である看護師には、仕事をするうえで、自分の存在理由や役割について、はっきりとした目的意識をもってほしいと考えるのが看護管理者の性です。ただ、それこそ、大人が誰かに押し付けられるものではありません。ただ、誰しもが漠然とであれ、明確とであれ、将来自分がなりたい姿やありたい姿を心に描いているものです。このなりたい姿がビジョンです。目的意識とビジョンをもつことによって、変化への行動が強化されます。

1）看護師にとってのビジョンとは

　「仕事の私」という分類でいえば、現場の看護師にとっての「ビジョン」は看護管理者が描くもので、スタッフはそのビジョンを実現するため、与えられた役割を遂行すればよいと考えている人もいるでしょう。しかし、専門職としてさらに自身のキャリアを発展させたいと考えている人は、ぜひ自身の未来をイメージして、自分の職位や持ち場を超えたビジョンを描いてほしいのです。

　ビジョンと現実の間に生じるギャップは、緊張感をつくり出し、自然とそのギャップを埋めようとする力が人にはたらきます。緊張感には、「創造的緊張」と「感情的緊張」の2種類があります。創造的緊張は、主体的な行動を促し、ビジョンの実現のために前進する力を生み出します。逆に、感情的緊張は心理的な不安要因となり、前進する力にブレーキをかけてしまいます。前者を心がけたいものです。そうして描いたビジョンは、あなたが一緒にはたらく上司や

同僚にメッセージとして伝えてもらい、組織の中でも共有してほしいです。できたら、熱く語ってほしいです。自身のビジョンが組織のそれと一致したとき、より大きな成果が生まれるからです。自分と同じようなビジョンをもつ仲間の存在は、それを達成する際の大きな力となり、組織変革へもつながります。

　また、何かビジョンを描いたら、次にその達成のための目標を立て、具体的な取り組みを作成してみます。ビジョンが絵に描いた餅にならないためにも、具体的な取り組みにまで落とし込んでおくことを勧めます。こうした思考トレーニングが意識づけられるよう、本章でもすでにいくつか紙上ワークのスペースを設けて示してきました。ここまでで読書の手を止めて考えて、ワークされてきましたか？　具体的にメモを書き込むか、スマホなどで記録をとられることを勧めます。大きなテーマでも、まずは細かく刻んで小さくアウトプットしてみることが大切です。

２）ビジョンとゴールの関係を意識する

　ビジョンは、組織や個人のなりたい姿やめざしているもの、やりたいことなど、近未来像です。ゴールは、それを実現するためにある一定期間に達成する具体的な目標です。この２つの関係を意識して過ごすだけで、能動的に目的志向型の人生の第一歩を踏み出すことができます。具体的には、下記のようにワークを設定します。

● あなたは看護師として、「何のために」、「何をするのか」を意識して、書き出してみましょう

「何をするのか」だけを先に考えて実践していても、「何のために」という目的を持たない取り組みは、途中でモチベーションが下がってしまいます。例えば、「英語を話せるようになる」という漠然とした大目標を掲げて、毎日コツコツ取り組んでいても、途中で十分な成果が上がらなかったとしたら、何かのタイミングで諦めてしまい、学びを止めてしまうかもしれません。しかし、「海外旅行先で、その国の人々と楽しくコミュニケーションを楽しむ」という明瞭なビジョンとして掲げていたとしたらどうでしょうか。わくわくした気もちが生まれ、英語の勉強にも身が入るのではないでしょうか。途中で行き詰まったとしても、ビジョンを思い出し、再びがんばるきっかけにもできるのではないでしょうか。そして、ビジョンはゴール（その実現）とセットになるものです。

♀

　前述した東京オリンピックを例に挙げると、参加選手たちは「オリンピックで金メダルを取る」という明確なビジョンを掲げ、それに向けてひたすら努力してきたことが語られています。一流アスリートだからそれができたのだと考える方も多いでしょうが、事の大小は別にしても、その人なりの、その人にとって大切なビジョンを描いて、具体的な目標を立てて取り組むことで結果がついてくるものです。

　組織におけるビジョンによって職員がめざす方向性がはっきりしますし、チームがそのベクトルに向いて１つになることができます。部下はそうしたビジョンを示す上司についていきたいと考えるものです。「何をするのか」だけで部下をコントロールしようとしても、部下は欲求不満を感じてしまい、チームがばらばらになってしまいます。

　あなたがもし、スタッフにとって上司である管理者の立場なら、そのチームの大小にかかわらず、その部署のビジョンを掲げて折に

触れてその方向性についてメッセージを打ち出してほしいと思います。それがあなた自身の成長につながるからです。

8.　患者という当事者体験に学ぶ

　本章最後の提案として、**看護職ならではの学びといえる病いの当事者体験**について述べましょう。生老病死を避けられる人はおらず、専門職としてその学びを日々職務から得ている立場にある私たち看護師にこそ、豊かな学びの機会になるものです。

1）入院患者からの手紙

　ある入院患者さんから、入院中に体験した苦痛とそれに対する看護師の対応についてのご意見を手紙でいただいたことがあります。それは、「私はせん妄患者ではありません」との書き出しから始まりました。1か月程前に内視鏡下で膀胱部分切除手術を受けたその方は、夜になって尿意を強く感じて、何度も何度もナースコールを押したようです。そのときの苦痛と不安が想像以上のものだったことが手紙からわかりました。そのつど看護師が対応していて「尿の管が入っているので少しずつ出ています」と説明しているのですが、それならばなぜこんなに尿がしたい感じがするのか、この状態がいつまで続くのかをきちんと説明してほしかったと書かれていました。残念ながら、担当看護師の対応は、その方の苦痛の緩和にはつながらなかったことがわかります。患者さんと看護師は、まったく別の体験をしていることがわかります。それぞれの体験が近づいたときに、看護が成立するのだろうと思います。

　筆者はその手紙を読む2週間前に、突然左眼に飛蚊症が現れ、不快感と不安感から仕事に身が入らない状況が続いていました。日増しに、薄暗い部屋では気にならない小さな点のようなものが、明るいほうに眼をやると無数に現れてしまい、パソコンに向かって作業

するのも苦痛になり、思い切って受診することにしました。初めての眼科受診に緊張していたところ、担当看護師は、筆者の不安な気もちを先回りして、検査や処置について「この検査は○分かかります」、「撮影はあと2回で終わります」、「今、瞬きをしないでください。その後大きく目を開いていてください」と、先に先にとテキパキ、具体的な説明をしてくれました。いつの間にか私の不安な気もちは和らぎ、安心して受診を終えることができました。

2

「患者さんの身になって考えましょう」と言葉で言うのは簡単ですが、患者さんの体験に近づくためには、患者さんが体験している病いの世界に、想像力をはたらかせてみる必要があります。その力を鍛えるためには、日頃から、病気の体験をした患者本人からその語りを真摯に聴く努力が必要です。

それこそが、看護師が人間として、人間らしくはたらき続けるうえでもっとも必要な学びではないかと思うのです。

（川﨑つま子）

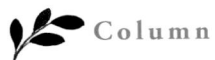 Column

患者相談室のアンガーマネジメント

　日々患者相談室で、医療者との衝突（コンフリクト）の間に立つ仕事をしていると、時に、患者さんの怒りの感情が私に向けられることもあります。ただ怒りを表出することによって、むしろ相手との距離を遠ざけ、双方が納得する問題解決に至らない場合があります。患者さんだけではなく、周囲を見渡しても「A先生は、話している途中からすぐ怒り出して、大声を上げる」、「Bさんは感情の起伏が激しくて、時々怒り出し周囲を不快にする」などの怒りの感情についても話を聞きます。一方、「Cさんは、決して怒ることはなく、穏やかに話を聞いてくれる」、「D先生が怒っている声を聴いたことがない」という話も聞きます。怒り、アンガーという感情もマネジメントの対象にできるということですね。

　アンガーマネジメントとは、怒りの感情を衝動に任せて爆発させるのではなく、上手にコントロールして適切な問題解決やコミュニケーションに結びつけることです。ここで重要なことは、怒りと上手に付き合うことは、決して「怒らなくなる」ことや「怒りを否定する」ことではないということです。怒りは人間にとって自然な感情であり、怒ること自体はまったく問題ないのです。
　大切なのは、怒りの原因を誰かのせいにしたり、何かのせいにして、人や物に当たったり、反射的に爆発させたりすることがないように、立ち止まって怒りの感情をマネジメントすることです。怒りの感情をそのまま爆発させたときに、相手が受ける心理的な影響は、計り知れないものがあります。その出来事をきっかけにトラウマになってしまい、医師の診察が必要になるケースもあります。人間関係を円滑に行ううえで、誰にとっても重要なことです。
　私自身のアンガーマネジメントとして、怒りの感情が起こったときには、その感情を俯瞰する時間を持つために、別のことに集中していました。それが雑巾縫いです。白いタオルを4つ折りにして、白い糸でひたすら縫い続けていました。30〜40代の頃は、部屋に雑巾が山積みになっていたのは懐かしい思い出です。
　なお、怒りというストレス自体には大きなエネルギーがあり、上手にマネジメントすると思わぬ副産物も生まれます（p.026）。高田教授の記述と照らし合わせて考えてみてください。

（川﨑つま子）

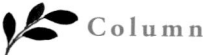

ウェルビーイングをめざす

　ウェルビーイング（well-being）——健康で幸せに生きることへの人々の関心が高まっています。1946 年の WHO（世界保健機関）憲章草案において、「健康」を定義する記述中で「肉体的にも、精神的にも、そして社会的にも、すべて満たされた状態（well-being）にある」と記されていたものでした。人間にとって当たり前の欲求といえるこうした概念に世の中で関心が集まっているということは、逆に言えば健康で幸せに生きることが難しくなっている社会であるからでしょう。2019 年 5 月 12 日の国際看護師の日には、「看護師は命を救い、健康とウェルビーイングを向上する」というスローガンが世界中の看護協会で掲げられています。

　ビジネス界においても、ウェルビーイングの向上が経済効果に及ぼすプラスの影響について関心が高まり、従業員のウェルビーイングの向上に、積極的に取り組む企業が増えてきています。オフィス環境の改善に留まらず、労働時間やはたらき方改革へとつながっています。製造業やサービス業の人手不足は深刻で、外国人労働者に頼らざるをえない状況です。全労働者の 4 割以上を非正規職員が占め、労働者を取り巻く環境は厳しさを増しています。医療業界も例外ではなく、職種によっては、人材の確保が厳しい状況が続いています。このような時代であるからこそ、健康で幸せに生きることはとても重要なテーマです。

　幸せを感じている人々に調査をしたところ、共通していることは、「友人の数」と「役割」だそうです。身近に親しくできる友人がいて、自由にコミュニケーションが取れること、自分に与えられた役割があり、人々の役に立てている実感があることがとても重要になります。

　1 日の大半を過ごす職場での人間関係が良好で、職場の中に自分の役割があり、周囲の役に立てている実感があることがとても大切です。あなたもウェルビーイングの視点に立って、身近な職場環境を見直してみませんか。

（川﨑つま子）

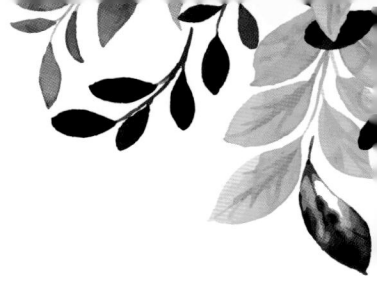

第 ⑤ 章

専門職が自分を
変えるために

1.　最初の問い〜決めることは得意ですか？

　第Ⅰ部終わりは、再び高田の出番です。看護現場に即した共著者
（川﨑）と違う視点で、同じ目的——皆さんがこれからもっと楽しく
はたらき続けられるための術を、第2章よりさらに踏み込んで述べ
ていきます。

　筆者は、職能集団・はたらく人の文化についてかねて研究対象と
してきましたが、看護師についてそのまま当てはまるかどうかは、
皆さんの解釈しだいだと考えています。第Ⅱ部の助走がてら、気楽
に読み進めてみてください。

> ☞ あなたは、自分のことを決めるのは得意ですか？

　この問いをどの職種の方に投げかけても、自信をもって「私は得意
です」と答える方は極めて少数派です。常に意思決定をすることを

求められる職種の人であったとしても、「仕事ではできますけれど、自分自身のこととなると……」と言葉を濁します。仕事上のことは前例なり決まりなり、大まかな方向性があることが大半なので、指針に沿ってやればよい。しかし、自分のこととなると、話は別です。

　意思決定には苦痛が伴います。そもそもすべてのことに自分の方針を明確にもっている人は少ない。そのうえ、何が起きるのか予想ができません。悩みながら何とかやりこなすのが実状で、ほとんどの人は決めることについて不得手と感じるのです。

　自分に関わる意思決定の際に、大きな影響を与えるのが、その人が自分に対してもつマインドセットです。すでに登場したメンタルモデルのなかでも、本書で特に気づいてほしい知見です。

1）思い込みというマインドセット

　まずこの絵（Chart 5-1）を見てください。あなたはこれが何に見えますか？　老婆に見えた人、若い女性に見えた人……。

　この絵は著名なだまし絵（多義図形）です。何度かご覧になったことがあるでしょう。

　老婆だと思って見ると老婆にしか見えませんし、若い女性だと

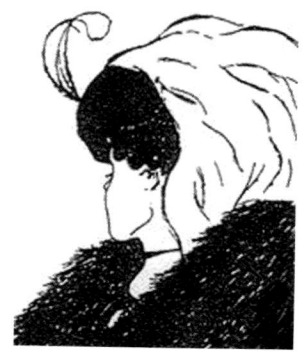

Chart 5-1　Youngoldwoman
https://commons.wikimedia.org/wiki/File:Youngoldwoman.jpg [2022.11.1.確認]

思って見ると若い女性にしか見えません。「○○だと思って見る」というのが実はポイントで、これは私たちの行動に大きな影響を与えます。

　○○に違いない、○○であると思うのは人間の頭の中での情報処理です。若い女性だと思って見ると、首にリボンを巻いて豪華な帽子を被っている、と目に入ったものを、若い女性がつけているものとして考え、そう思った自分の判断を強化する材料に使います。近年の経営学でも認知科学の知見を取り入れて、人間が陥りがちなこの「○○である」と先入観をもって判断するこの考え方の枠組みをマインドセットという概念で説明します。

　現場ではたらく職業人に必須である、プロとしての「心がまえ」は、同時に「思い込み」でもあるわけです。前章で紹介されたメンタルモデル（考え方のクセ）のなかに位置づけられる思考パターンです。

2）マインドセットの2要素

　マインドセットは2つの部分から成り立っています。「こうあるべきだ」と自分なりの進むべき方向性があり、かつ、その実行のためのさまざまなことや行動の規則をもっていること。これらが一体となって自分の「こうあるべき」という考え方を形づくります。「『こういう』絵は若い女性だ」というマインドセットをあらかじめもっていると、「毛皮」を見た瞬間から若い女性にしか見えません。実際、世間一般で老婆の絵より若い女性の絵のほうが目にする率が高いからです。そして最初に「〜である」と決めると、脳は楽な方向で意思決定をしたがるので、ますます疑問をいだきません。

　同じことが皆さんの行動にも見られます。思い込み、といわれるものは、皆さんの行動を縛ります。看護現場では「思い込みをなくし、必ず確認せよ」ということが事故防止・ヒヤリハット防止などの医療安全にかかわる多数の研修の機会でたたき込まれているのではないでしょうか。しかし、不思議なことに自分のことになると多

くの人は思い込みを重視します。経営学者として多くの人と接していて、これは非常に面白い現象です。

「私はここまででよい」、「私の能力はそこまで高くない」、「私は人の上に立つような者ではない」、「私は後輩を育てるのは苦手」、「私は人とうまくやるのが苦手」など、多くの人は自分に対しての自分でつくったマインドセットをもっていて、それが行動を縛っています。また、自分の天井（能力の限界）を低いところに決めるのは、男性より女性に多く見られる傾向です。男女に生物的な能力差はないことは科学的に証明されていますので不思議な現象なのですが、こと自らの仕事上の将来に関することになると、女性は自分で上限を決めることが多いのです。

女性が昇進して上位職にならないことを、企業には**ガラスの天井**があって、役員などの上位職が見えていても実際はそこまで女性はいくことができないのがこの社会だという論調で語られてきました。実際、筆者を含めた多くの研究者は、ガラスの天井は企業と女性たち自身にも存在していると考えています。かくいう筆者も、自分を縛るマインドセットで自分の意思決定をしてきたことは間違いありません。筆者は、勉強に対して強い劣等感をもって育ちました[*]。そのマインドセットは長い間、「自分は勉強ができない」、「私は大した仕事はできない」でした。それが紆余曲折を経て、たくさんの痛い思いと、自分を育てる過程――マインドセットの書き換えを経て、大学教授という学者の職に就いているので不思議なものです。正直な話、試験は今でも苦手です。

＊……筆者は子どもの頃から勉強のできにムラが極端にあり、かたや父と祖父はとても勉強ができた人たちでした。彼らも顔には出しませんでしたが、「できない子」という認識だったと思います。「家族の中の私」の役割を「自慢の子ども」ではなくて「勉強はイマイチだけど話が面白い子ども」として演じることで、愛される自分の立ち位置をつくってきたように振り返ります。

2. マインドセットに影響を与える社会環境

　マインドセットの構築には、その人の生きている社会、組織、家族、友人など周囲の影響を大きく受けます。女性たちは自分のキャリア構築に対して、職種にこだわらずとても似通った消極的なマインドセットをもつ傾向がみられます。これは、単にそうした非積極的な女性が悪いとして片づける問題ではありません。といって、社会そのものが悪いからといって片づけるのも乱暴でしょう。

1）昇進したがらない女性たち

　わが国において多くの女性たちが昇進をしたがらないという事象は昨今もよく見られることで、折に触れてさまざまなメディアで取り上げられています。国を含めて多くの機関がはたらく女性の実態について調査を行っていますが、どれも同じような結果が出てきます。

　代表的なものを挙げてみましょう。三菱 UFJ リサーチ＆コンサルティングが 2020 年に発表した「女性管理職の育成・登用に関する調査」[*] によると、女性で現在非管理職の 46.5％が「役職につかなくてよい」と答えています。これに、もともと役職がつかない管理区分・職種と答えた人を合わせると、全体の 66％強が役職を考えないことになります。男性非管理職の場合は「役職につかなくてよい」と答えたものが 31.7％、役職がつかない管理区分のものと合わせると 47.2％です。その理由として、「ストレスが増える」、「責任が増える」が男女ともに最多です（Chart 5-2）。

＊……同社の矢島洋子氏（主席研究員）より、「女性の管理職希望が男性に比べて低い原因の多くは、育成や評価が男女同じようになされていない、短時間勤務など柔軟な働き方を選択するとキャリア形成が困難、管理職の働き方が忙しすぎるなど、既存の職場環境にあります。女性の消極性など、意識の問題にしてしまうと解決できません」と補足がありました。医療界にも重なる構造的な改革と周囲のバックアップが必須でしょう。

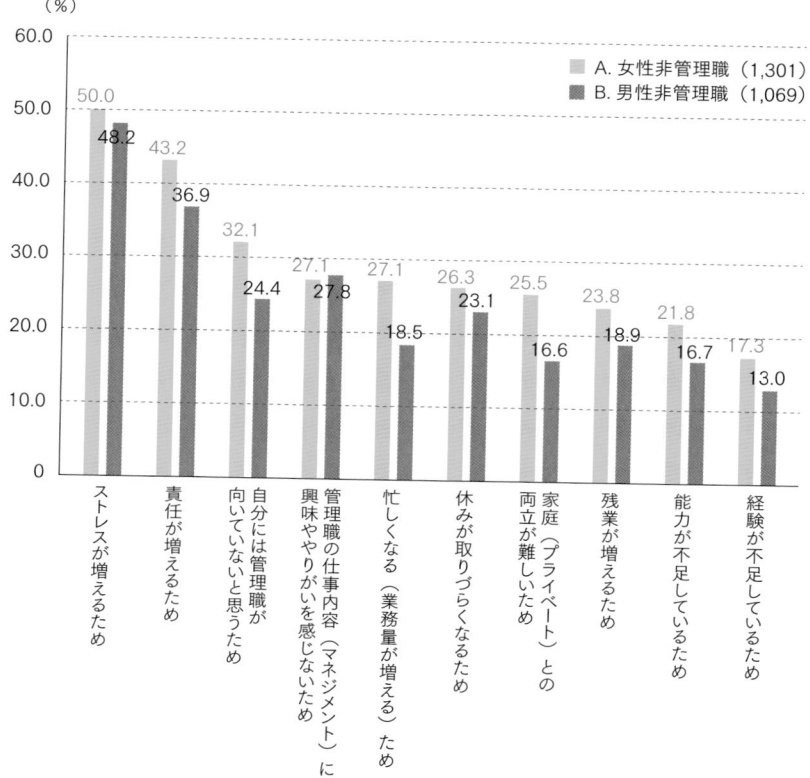

（%）

Chart 5-2　管理職になりたくない、なれない理由
［三菱 UFJ リサーチ＆コンサルティング：女性管理職の育成・登用に関する調査．p.5（図表 4），2020．より］
https://www.murc.jp/wp-content/uploads/2020/05/seiken_200525.pdf ［2022.11.1 確認］

　興味深いのは、「自分には管理職に向いていない」、「能力が不足
している」、「経験が不足している」という自分自身の内面に関係す
る項目を管理職になりたくない理由に挙げるのは、女性のほうが圧
倒的に多い点です。女性全般のマインドセットとして、自身の能力
を低く評価している傾向が高いのです。専門職においてもほぼ同様
の結果が得られており、看護師の昇進意欲の低さについても多数の
研究がなされてきました。ただ、あなたの周囲で見聞きされてきた
それぞれ現場での事情やその実態は、どうだったでしょうか。

さらに問います。あなた自身のもっているマインドセットは、本当にあなたの正確な姿や真の願いを現しているものなのでしょうか？

2）男女の能力差はない

繰り返しますが、能力に男女差はありません[*]。男性のほうが女性より頭がよいということもないし、女性のほうが男性より能力が高いということもありません。男性でいわゆる「頭の悪い」人もいるし、女性で「能力の低い」人もいる。すべては個人差の範囲内です。それなのに、昇進意欲ということになると圧倒的に女性は男性と比較して低い。調査対象が大きい調査から小さいものまで、多くの先行研究で、女性は「管理職になりたい」という問いに対して、「なりたいと思わない」と答える者が圧倒的なのです。往年よりよほど改善が進んでいる現状でも、わが国では男性のほうが女性よりもはたらきやすい社会環境にあるということは、哀しいかな、間違いありません。

職種という視点から考えると、看護師は圧倒的に女性が多い職場ですから、一般的な企業勤務の女性たちよりもさまざまな意味ではたらきやすいはずです。それでも、多くの看護師は昇進というキャリア構築には及び腰です。

3）昇進とは職業人としての成長

ここまで読まれて、「『昇進』は、看護師の本分には関係ないわ」と思う方がいるかもしれません。たしかに、看護職は一般のビジネ

＊……国際的学力調査 PISA（生徒の学習到達度調査）の実施で知られる経済協力開発機構（OECD）報告書：教育における男女格差.2015.で学業成績の差は生まれつきの能力差によるものではないと結論づけられています。
https://www.oecd.org/pisa/pisaproducts/pisainfocus/PIF-49%20(jpn).pdf［2022.10.1確認］
また、米国のエリオット教授による調査で「男女の脳にはサイズ以外の有意な差はない」と発表されています。
https://doi.org/10.1016/j.neubiorev.2021.02.026/［2022.11.1確認］

スパーソンのような昇進のかたちや、そのことから得られるメリットを想像しにくいでしょう。また、「昇進」といって頭に浮かぶイメージも、病院看護部における主任や師長、さらに看護部長や、訪問看護ステーションなどの所長になるといった管理者としての「昇格」人事のことでしょう。かたや、一般企業でいうところの「昇進」は、組織内の細かく区切られた階層を上方向に上がっていくことで昇給（金銭的報酬の増額）を得るというもので、管理職ということと実はイコールではありません。その際に「必要な知識、経験、判断力」などの要件を満たすことが不可欠、社会人としての成長・成熟が前提になるというのが一般の企業社会でのオフィシャルな昇進のあり方です。

　筆者が研究結果として指摘したいのは、この「必要な知識、経験、判断力」の各部分が完璧に数値化されていることはほとんどなく、各組織によってかなり恣意性があるということです。具体的に、どのような幅と深さの知識で、どのような経験で、どの際の判断力というその基準に相当する問いに、はっきりとしたものはありません。この「よくわからないところで企業の昇進が決まっていく」のが、長年、一般企業の中で女性が昇進しにくいとされてきた理由の1つです。

　専門職の道をあゆんでいるあなたとして、どうしても「昇進意欲」という概念がピンとこないようでしたら、ポジションとしての主任や師長や部長とは、「必要な知識、経験、判断力をもつこと」への『意欲』として考えてみるとわかりやすいかもしれません。現状維持でできる範囲の仕事をやっていくだけでいいのか、それとも自分の職業人としての幅を広げ深みを出していくかという問いにつながります。本来、人間は多くの場合、よりよい仕事をしてみたいと思う傾向が強い生き物です。それを、「私はここまででよい」というマインドセットが、さまざまな意味で前に進むのを止めてきていたのがわが国の現状だと思います。

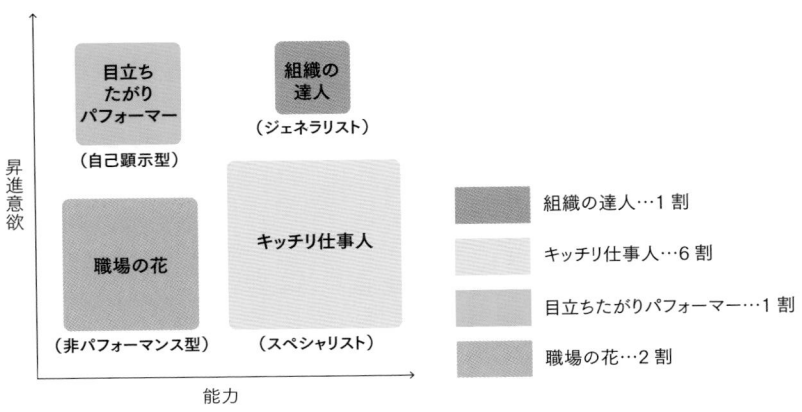

Chart 5-3　女性の昇進意欲と能力による4分類
[高田朝子：女性マネージャー育成講座. p.64, 生産性出版, 2016. より改変]

　次に、昇進意欲と能力で女性たちを分類してみましょう。昇進意欲の他に、「能力」という軸を加えると、どのような分布になるのでしょうか。

　Chart 5-3は、縦軸に昇進意欲、横軸に能力をとって分類したものです。それぞれ時計回りに、「組織の達人」（ジェネラリスト）・「キッチリ仕事人」（スペシャリスト）・「職場の花」（非パフォーマンス型）・「目立ちたがりパフォーマー」（自己顕示欲型）と名付けました。分類は固定的なものではなく、あるときの組織状態を瞬間冷凍して、切り取って分類したものだと考えてください。

　上司が変わったり職場が変わったり、人間関係が変わったりといったさまざまな出来事で、すぐにこのポジショニングは変化します。看護現場でいうならば、人事異動や新設備導入といった目に見える変化や、患者さんとの心に残るふれあいを経験したことが契機で位置づけが入れ替わるかもしれません。尊敬できる先輩に出会うことができて、「職場の花」が「組織の達人」に移ることもあり、また、ネガティブな将来像ばかり心配する夫の影響を受けて「組織の達人」が、与えられたお仕事をきっちりこなす派の「キッチリ仕

事人」（以下、仕事人）型に移動することもあります。

　この図は本来、4分類が均等の大きさであるものが原形でした。それをMBAの学生を含む約100人に判別してもらい、自らの所属する会社の女性たちの行動指向性の割合を大まかに分類してもらった比率でのかたちで掲載しています。職種や会社によってばらつきは見られましたが、**女性は圧倒的に「仕事人」型が多く、能力は高いのに昇進を望まない人が大半である**という回答でした。そして時代の変化とともに「職場の花」のカテゴリーの人は、正社員ではほとんどいなくなりました。派遣労働者・業務委託者のグループがそのポジションを外部から埋めているというのがわが国の労働市場の現状です。

❦

　能力があるのに昇進を望まない——わが国の女性の特徴として「仕事人」タイプの志向をする人が多いということは、さまざまな調査でも指摘されてきました。このタイプが多くなる理由は明らかです。昇進と現状を天秤に掛けたときに、昇進して得るストレスよりも、現状維持のほうが魅力的だからです。

4）専門職は仕事人（スペシャリスト）志向

　この傾向は医療に限らず、専門職にはより強く出ます。もともと専門職とは、その職種ならではの知識・技術が評価され、認定資格を持ってはたらく職種です。給与も平均的なビジネスパーソンよりも高いのが常です。専門性に対しての評価を給料と考えると、昇進したからといって一般企業で見られるような極端な昇給もなく、よって、お金（給与）の面ではさほど昇進にこだわる必要がないためです。また、多くの職場で管理職になると時間外手当がつかなくなるという金銭的報酬の側面があることも否めません。これに加えて看護師の場合、純粋に患者さんとのケアの第一線に立つことで自

分なりの看護のあり方を現場実践したいという本質的な理由もあるでしょう。

「未来のためにもっと学んだほうがよいのはわかるけれど、私はここまででよい…このはたらき方で十分。もっと看護スキルを掘り下げていきたいけれど、他の楽しみを犠牲にしてまでは……」と思われているとしても、理解できます。何も悪いわけでもないし、筆者個人的な思いとしても否定できません。人生長いですから、今そう思われていても、後で変化するかもしれませんし、逆もまたしかりです。専門職をめざす人はそもそも職人気質であることが多いですから、余計なことを視野に入れず、ただ目前の仕事に集中したいというのも、人情として無理はありません。

3. 社会は変化し、現状ではいられない

ところが、「仕事人」だけでは多くの現場が回らなくなる社会状況が否応なく迫っています。第1章ですでに触れた、少子・超高齢化と多死社会の加速（p.017）です。わが国の出生率は先進国の中でも非常に低く、反対に老齢人口は増加の一途をたどっています。本書でも何度も言及されている現場の人手不足は、従来のやり方・はたらき方を許さなくなります。

女性に産業構造の主力部分にも関わってもらわないと、はっきり言えばマネジメント分野にも大きく関わってもらわないとこの国全体の仕事も組織も回らない世の中になりつつあるのです。皆が、職場のなかでの割り振りだけに向きあう「仕事人」としてそれぞれの現場仕事に専念できて、昇進のことを考えなくても世の中が波風立たずに回っていた時代は過ぎ去りつつあるのが、医療職の外側を包む環境、すなわち一般企業社会の現実です。

1）「専門職だから大丈夫」と言えなくなる

　わが国は今まで「仕事人」型のスペシャリスト志向の女性たちが分野を問わず多く生まれ、活動してきました。その背景には、良くも悪くも社会システムが男性主体でつくられて、マネジメント分野での女性の活躍があまり求められてこなかった事情があります。社会を決める中心部を男性が握り、女性は周辺部分の仕事を主としてするように自然な流れができ上がっていました。研究者の表現（悪い言い方）をすれば、産業界全体で女性は二級市民としての扱いであったともいえます。そんな中で、「仕事人」のはたらき方は、組織の中の限られた管理職ポジション争いに、本来の資質が優秀な女性たちがライバルとして参入してこなかったという意味では、その時代で出世したい男性たちにとっては楽だったのかもしれません。

ꝗ

　読者として、ここで「看護師の場合は違うよね。看護師長や部長といった上司ポジションや学校の先生も、ほとんど女性たちだった」と疑問符を浮かべられるかもしれません。それも事実だと思われるのですが、読者の皆さんが従来無意識にすり込んできた「専門職は他職種とは違う」マインドセットが、本書を読み進められるうえでも発動するかもしれず、釘を刺しておきましょう。女性が大多数を占める集団の中でのマネジャー・マネジメント職が女性たちで占められているのは当然のことで、そのうえで、人数比として医療専門職全体の中での女性（看護師）たちの管理的な役割配分が不当に低いままであるように、外部目線から見えます。看護学校の校長は女性の看護師でないことが多く、保健所で勤務する圧倒的多数の資格は保健師なのに、保健所長は医師が就任し、その多くが男性です。中の事情・経緯があるのでしょうが、他の職業集団を同時に観察する筆者の目には、不可思議な現象に映ります。

経営学者の視点で俯瞰すると、「看護師不足」という現象もまた現代社会を象徴するキーワードの1つです。昇進を望まなくても現場を守る「仕事人」として生きていく選択肢はなくなりません。しかし、読者の皆さんにとって重要になるのは、その数、定員の問題です。平成時代までの比率のように、大多数の看護師が「仕事人」ポジションにいるということが難しくなるだろうという令和からの未来予想図が見通せるわけです。

2025年には団塊の世代すべてが75歳以上になり、2035年には人口ピラミッドで最も高いブロックをつくってきた層が減少する反面、国民全体の30％が高齢者という社会が実現します。従来の「治す」医療から、慢性期の高齢者を「支える」医療に変化しつつあるのは皆さんが日々目の当たりにされているとおりです。看護師の需要はさらに増加しますが、当然、それらをマネジメントする人もますます必要になります。AIの進化も目覚ましい時代です。すでにケアワーカー全般をマネジメントする職種として看護師が望まれているという現実から目を背けてもいけません。第2章で、今後の看護師にはますます協働が求められて、うまく協働できる人が重要になることを述べました（p.058）。まさにこのためです。

2）「私はここまででよい」型の限界

「仕事人」のマインドセットの大きな弱点は、「私はここまででよい」と、自分の能力の成長・切磋琢磨を停止することそのものです。この能力の中には、本来、あなたの中に潜んでいる「セルフ」マネジメント能力が含まれます。「仕事人」型マインドセットを維持することは、今後の自身のリスクを大きくします。これから来る20年は今まで私たちが経験してきた20年とは性質が違うものになるからです。常に求められるのは協働を含めて組織の中でうまくやる能力です。それがマネジメントの力そのものです。「『マネジメント能力』とは昇進を希望する、管理職志向の人向けのものだ」という

誤解が世の中に多くありますが、マネジメントが意味することは、そうした範囲にとどまるものではないのです。

マネジメント能力とは、仕事をうまくやる能力です。仕事そのもののスキルに加えて、仕事を一緒にやる組織の中で人とうまくやる能力です。看護師としては、前章で川﨑が述べている各種の「今できること」全般を適切に実践するスキルのことです。

2020年代から40年代にかけて、これからの20年は、わが国においてまさに社会変化の過渡期になるでしょう。コロナ禍という世界的な災害のためにそれが意識されるのが後回しにされている現在ですが、これから先、昭和・平成時代のやり方が、根本から変わらなくては立ちゆかなくなる時期にさしかかります。

たしかに、わが国は読者の皆さんが入職して以降、はたらき方に大きな変化がなかったかもしれません。はたらき方改革が謳われ、「変わる、変わる」といわれながら、現場の本質は同じで、政府のスローガンはオオカミ少年のような状態で、はたらく環境はまったく変わらなかったかもしれません。それでも、平成までは何とか社会の歯車は回ってきました。ところが令和になり、コロナ禍によって盤石とされてきたわが国の医療体制の歪みと問題点が白日の下に晒（さら）され、一般市民の糾弾を受けるようになりました。それらを改善することが喫緊の課題として皆に認識され、変化しないと生き残れない状態になってきたのです。すべての医療機関や関係組織が突然変化することはあり得ません。しかし、変化するところとそうでないところの差は確実に出てきます。

看護師に求められる仕事の質や内容も、同じく変化するでしょう。あなたの先輩世代が享受できた「国家資格を持っているから、勤め口は一生安泰」という考え方は、消滅こそしませんが、部分適応になります。地域包括ケアシステムの時代がより進行しますから、地方で就労する前提であれば長く可能かもしれません。ただし、従来と同じように国家資格が有資格者の生活を、保障していくことは難

しくなります。もちろんよくある女性の就労パターンのように、基礎教育を卒業後、事務職（AIの導入で近い将来なくなる仕事の１つではあります）に就き、結婚退職した人がパートに出るという状況と比較すると、看護師は職を得る確率が格段に高いですし、給与・待遇面もその専門性からして一般の事務職と段違いであることは変わりません。しかし、仕事の内容は、先輩がたが長い年月こなされてきたものとは劇的に変化することになります。

　自分の身は自分で守る。第4章で解説したような多重にある「私」＝自分を育て、磨くのは自分自身（p.103）。今まで以上にこの当たり前のことが重要になる時代になります。何度も繰り返していますが、心しておいたほうがよいのです。

3）一匹狼では立ちゆかない

　人気ドラマ『ドクターＸ〜外科医・大門未知子』[＊]で戯画的に描かれている女性医師のように、手術だけをしていればよい・得意スキルだけ発揮していればよいという専門職は、わが国では非常にまれです。周囲がひれ伏すような圧倒的な技倆（りょう）があって、かつ、それが他人の助けなしに独力で成立すれば可能かもしれませんが、それこそ現実的ではありません。個人の技術と同じぐらい、他人とうまくやること、組織でうまくやることがはたらく人には求められます。「スキルが同じ程度だったら、人柄のよい、チームでうまくやれる人を優先して採用したい」というのが採用側の本音でしょう。

　ただし、「人柄がよい」というのが、またトリッキーな表現で要注意でもあります。人柄だけがよくても、スキルが普通以下である人は採用されないほうが多いのも当然で、スキルを磨くということは専門職である以上、どの世界でも当然のことです。より経営学者の表現として言えば、人柄の良し悪しは対応する人の主観ですから、

＊……2012年からテレビ朝日系列で放送のテレビシリーズ。筆者はファンでした。

よくわかりません。エビデンスを示すことが困難です。病的な盗癖があったり、明確なハラスメント体質などがあったりしなければ、人柄は良くも悪くも判断材料にされるのは非合理的です。結局、最も重要な付加価値となるのが、チームや組織でうまくやる能力、「皆と力を合わせられる」ことです。先述した、マネジメント能力のことです。

　はたらく現場のさまざまなレベルでマネジメント能力があるということは、大きな力になります。そして、マネジメント能力は学習することで磨くことができます。

4）自身を守るために磨く

　自分はここまででよいと、自分自身の成長に上限（天井）をつくることは、その成長を止めることです。成長を止める類のマインドセットは書き換えたほうがよい。繰り返しますが、現代社会は非常に不確実性が高く、常識と思われていたことが容易にひっくり返るという経験が珍しくなくなっています。コロナ禍級のパンデミックに襲われる事態を多くの方が想像していなかったでしょう。また、世界一安全な国とも称えられたわが国で、2022年7月には安倍晋三元首相が銃撃により死亡する痛ましい事件が起きました。何が起きてもおかしくない世の中であると、皆が実感したことでしょう。そして、わが国の人口減少の速度は群を抜いています。慢性的な人手不足の状態は長く続きます。AIや機械化を急いで、人の手が直接介入する量を減らすことはできるでしょう。ただし、看護の専門職の仕事はどのような形にせよ、最終的に残ることは経営学者として予言できます。人間に寄り添って満足感をお互い得ることができるのは、人間だけだからです。

　多くの看護職の先輩たちに支持されてきた「仕事人」路線（街道）を維持することは今後難しい。ルーティンの仕事はロボットがやってくれる。そうなると皮肉なことに、看護分野で今まで以上に重要

になるのは、徹底的に人と関わり、コミュニケーションをとることです。それこそ AI ができない仕事だからです。看護技術のスキルを磨くのは当然ですが、チームや組織でうまくやる力、マネジメント能力を研（と）ぐことが今まで以上に必要とされます。今まで蓄積されてきた経営分野での学びの知恵を、本書から始めてみましょう。

4. あなたの状況に気づき、把握する

マネジメント能力を研（と）ぐ、とひと口に言っても、即効性はありません。医療に携わる皆さんには釈迦に説法ですが、人間の臓器と心はすぐには変化しないからです。

最初にやらなくてはいけないのは、前節までで述べたように、「私はこのままでよい」というマインドセットを変えることです。ここまででよい、今のままの状態がこの後の未来も続いていくというマインドセットを見直してください。それは現代では非常に損な考え方です。自分を強烈に縛ります。

そんなことを言われても、具体的にどうする？……と頭がぐるぐる回ったかもしれません。「マインドセットを変える」ことは簡単ではありませんが、できないわけではありません。スマートフォンに新しいアプリをインストールしてすぐに今までのマインドセットがアップデートできるわけではないのですが、人間は、1つひとつプロセスを経ることで変化できます。

変化できない人はいません。本人にその意志さえあれば、です。年齢も環境も関係なく、自らが「ここまで」という見えない天井を作り、縛ってきた。それが、専門職だけではなく、多くのはたらく女性たちが直面してきたことなのです。

1）なぜ自分のマインドセットを知る必要があるのか

第2章でも、筆者は自分を知ることはマネジメント能力を高める

ために必要だと繰り返し述べました。

マインドセットは、あなたの考え方のクセ・傾向そのものです。自身のそれを知っておくことが、意思決定する際に非常に重要です。例えば、何かを決めるときに、自分が何かの事件・事態に対して悲観的に考えるクセがあることを知っていたのならば、意思決定のシナリオの幅を超悲観的バージョン（これは自分の気もちのまま）から、少し楽観的バージョンまで幅をもって考えられるでしょう。「自分はひどく悪いバージョンのシナリオ（未来予想図）しか考えつかないけれど、実際には、それよりはいくらかマシな状態で終わることのほうが普通なのよね」と、いろいろな可能性を考えるでしょう。

痛風患者は暑い日にテニスをして、喉が渇いていても、打ち上げの乾杯で生ビールを飲まない選択を取ることが多い。それは、自分の体がどう反応して、自身にどう不利益がもたらされるかわかっているからです。考え方も同じです。自分のマインドセットを知るということは、自分の初期的な反応を発生前に理解していると言うことです。これを考慮に入れた後で冷静に判断したほうが、結果的に質の高い意思決定をすることができます。

2）あゆみを止めたのは自分か、周囲か

詳しいワークは第Ⅱ部に譲りますが、プレワークとして、まず自身のことを整理してみましょう。4つの段階を踏みます。

最初に、あなたの仕事のことで、今まで勇気がなくて/時間がなくて/資格がなくて/権利がなくて…、など、何かがない・足りないために、自分の中でやらなかったこと、やれなかったことをすべて箇条書きで書き出して、リストをつくってください。次に示すフォーマットを参考に、書式は自由です。

☞ 仕事でやれなかったこと

なぜ…（理由）
_____

いつ…（時期）
_____

次に仕事以外のことでも同様に一覧リストをつくってみましょう。

☞ 仕事以外でやれなかったこと

なぜ…（理由）
_____

いつ…（時期）
_____

　それぞれどのくらいの長さになりましたか？
　長いリストを書き出された方は、それがそのままあなたが一歩踏み出さなかった、踏み出せなかったものの一覧です。短かった方は、それは、今まであなた自身が自分に上限をつくらずにやってきたか、あるいは他のことを考えずに目の前のことだけをやってきたという証明になります。どちらかに偏った職業人生だったのかもしれません。どちらも、今のあなたです。長いほうがよいということでも、短いほうがよいということでもありません。

　２つめの作業です。それぞれのリスト下側に、「なぜ」できなかったのか（やらなかったのか、やれなかったのか）、その理由を短く書き込んでみてください。

　仕事以外のことで、例えば育児中の子どもの手がかかったのかもしれないし、職場の人員不足だったり、その行動が越権行為だからと上司に邪魔されたりしたのかもしれません。さまざまな理由があると思います。

　それは、自分ではどうしようもできないものでしたか？　それとも、自分の心（決断）によるものでしたか？　それぞれ違うマーク（□や△）を脇に書き添えてください。

　３つめの作業です。このリスト中段に書かれていることは、現在もやりたいこと（○）ですか？　今ならやれること（☆）ですか？　書き出して、末尾にそれぞれに違うマークを付記してください。

　やりたいこととやれることの両方にマークがついたものは、あなたにとって優先順位が高い「やるべきこと」です。リストの最下段の「いつ…」（時期）の欄に、具体的に書き込みましょう。

　そして、最後の作業です。２つの「やれなかったこと」リストに書き出した「やりたいこと」を吟味し、自身で思う難易度の高い・低い、の２つで赤ペンや蛍光マーカーを用いて色分けしてください。

　こうしてでき上がったものが、あなたの今の状態です。その中に、自分はここまででよいと上限を決めてやらなかったものはいくつありましたか？　自分以外が原因でできなかったものはいくつありましたか？

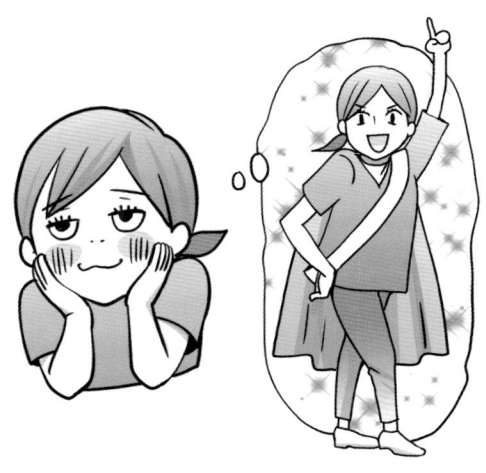

　もしも、自分が原因であるものが多かったならば、それは自分の考え方を変えることで対応ができます。環境が原因としたら、少し手間がかかりますが、さまざまなはたらきかけを環境に行って、自らの有利になるように周囲を変えていく必要があります。それぞれ、順に解説していきましょう。

5.　自分を変える〜「このままでよい」を変える

　マインドセットはすぐには変わりませんが、変わらないものでもありません。

　人が自身の考え方を大きく変えるのは、そうしないと生き残れないと感じたときです。人間は環境対応性が高い生き物ですから、危機に直面すると今までのマインドセットをかなぐり捨てて変化してでも対応しようとします。生死の境をさまよった患者さんが、病後は別人のようにその生活や考え方について改めることは、皆さんにはおなじみではないでしょうか。もちろん、喉元過ぎれば熱さを忘れる式で、急変を脱した後は喫煙などの生活習慣を元に戻す人もた

くさんいて、それが医療者の頭痛の種になるのもまたよく見られる事象でしょう。

1）経営学の「変革」はマインドセットの変化

　経営学では、このマインドセットを変えるという事柄を最重要課題として長い間研究してきました。企業は人の集合体ですから、企業改革はそこにいる人を変えないと成立しません。しかし、いわゆる歴史のある老舗・大企業においての経営改革は困難を極めます。「今までやってきて、うまくいっていた」という成功体験は人びとの行動を強く縛るからです。「このやり方で今まで問題がなかった」ので、行動は変えたくない。多くの場合、「このやり方」に人は慣れ、「このやり方」を守るために投資がされているので変化するのは酷な作業です。一方で、激動する社会に対応しなくてはいけない。企業は変化していかないと立ちゆかなくなることはわかっている。しかし、「わかっちゃいるけど、やめられない」のです。

　企業が短期間で変革することができるのも、個人が短期間で変わることができるのと同様、多くの場合、自らが存亡の危機に直面したときです。富士フイルム株式会社をご存じでしょう。写真関連の製品はもちろん、医療用画像システム、電子カルテ、化粧品やサプリメントも幅広く作っているメーカーです。社名が示すようにかつては写真フィルムだけの会社でした。デジタル画像技術がなかった時代、カメラで写真を撮ると、それをカメラ屋の店頭で現像に出すのが一連の流れでした。スマートフォン全盛の今となっては、「写真」といえばデジタルで処理した電子データが連想されますが、そう遠くない昔、写真は印画紙に「焼く」ものだったのです。同社は、日本の写真産業を支えてきた第一人者でした。フィルムを作ることにすべてを賭けてきた会社が、時代の変化によって本業消失の危機に直面したのです。

　富士フイルムは環境変化をいち早く感じ取った社長を中心に、社

員のマインドセットを変えるべく激しくもがきます。フィルム以外の事業を積極的に手がけようとしたのです。これに対して「わが国の写真フィルムのナンバーワン企業」という成功したマインドセットを強烈にもつ社員はことごとく抵抗します。「こんなに売れているのに、社長は何を言っているのだ。経営の多角化なんてとんでもない」と。しかし、時の流れとともに環境が急激に変わり、守旧派はなりを潜め、「変わらなくては」という危機感が社員の心を占めるようになります。その結果、同社では上記の新規事業を次々に生み出してさまざまな分野へ多角化された企業へと変化し、高業績企業に返り咲きました。なお、写真フィルムで圧倒的なシェア世界一だったのは米国の名門企業イーストマン・コダック社でした。同社はその成功体験が捨てきれず、業種転換が遅れて 2012 年に経営破綻しました [*]。

2）変革は危機感、違和感、使命感から

マインドセットの変化の発生に必要なことは、危機感もしくは現状への違和感と、生き残らなくてはいけないという使命感です。富士フイルムの場合は、会社存続の危機が目の前に迫っていることを察した有志が真剣に恐怖心をもったこと、会社を存続させなければという強い使命感をもっていたこと、そして打った手が徐々に成功し結果が出てきたことで加速度がつき、変革が起きました。

看護師を含めるはたらく女性たちの何割かにある「私はここまででよい」という上限設定型のマインドセットを変えるには、同じく「このままだとまずい」という危機感が必要です。やっかいなのは危機感というのは、非常に個人差があります。富士フイルムでも、未来に経営環境が厳しくなると危機感を覚えたのは社長と一部の人だけでした。社員の多くは高収益を謳歌していて、未来にまったく

＊……2022 年現在、印刷会社として企業再生を遂げたものの、その事業規模は往年の 10 分の 1 程度。

危機感を感じていませんでした。ネガフィルムの時代から「焼く写真というものの需要が激減する」とは誰も予想していなかったのです。ある日突然変化が訪れて、「明日からフィルムのカメラを捨てます」と世の中がなるわけではありません。時間をかけてじわじわ変化していくので、その衝撃が直接は伝わりにくいという現実がありました。

　同様に、日々臨床業務に忙しく、腰を据えて将来を考える環境にない看護師の皆さん、しかも、国家資格取得で職業自体は安泰と心から思っている人、もともと先のことを考えない人は、未来への危機感はもちづらいのです。未来はじわじわと変化していくものですから、そうした人たちにマインドセットの変化を外圧として起こさせるのは非常に難しい。ただ、読者の皆さんとして、あなた自身の心情として、少しでも「このままでいいのかな……」と自身の将来に疑問を覚えた方は、今がそのときです。

6.　マインドセット変化の３段階

1）解凍・移動・再凍結

　一般に、人や組織の変化は解凍、移動（変革）、再凍結の３つの段階（プロセス）を必要とすると研究されてきました（Chart 5-4）。社会心理学者レヴィンが、変化モデルとしてこの３段階を示した[*]ことから始まります。人間の態度変容から組織変革までさまざまな場面で使われる古典的なモデルです。３段階を経るということは、マインドセットの変化に時間がかかるということをはからずも示しています。

　何かの事象が発生し、その刺激から反応を受けて、ある日突然新しいことにチャレンジするというケースもあるでしょう。「友だちが新しい資格をとった、私もがんばらなくては」とか、「職場の先

| 解凍 | 新しい考え方を知り、混乱が発生している時期 | 移動 | 新しい考え方に移行しつつも大いに混乱している時期 | 再凍結 | 新しい考え方が心を占めて、行動規範となった時期 |

Chart 5-4　3つのステップ（解凍・移動・再凍結）

輩がかっこよすぎて自分も勉強しようと思った」とか、「海外駐在についてきてくれといっていた恋人と別れた」とか、仕事に直結したもの、してないものさまざまあるでしょう。最もよく見ることができるのは、現状に違和感を覚えていて、その違和感が澱（おり）のように溜まっていてその澱が何かのタイミングで我慢できなくなり、行動に至るというケースです。

　本書を手に取られた読者の多くは、「このままでは何となくまずい」という何らかの危機感や、自分の置かれている状態への違和感があったのだと思います。もちろん、看護師の先達である共著者（川﨑）の実践知や、本書にステキなイラストを寄せていただいた漫画家広田奈都美さんの絵柄に惹かれて買われたというのもあり、です。この時点であなたは、①解凍の段階にあります。今のままではまずいと違和感や、現状維持を揺るがす何かがあった・感じられたのだと筆者は推測します。

　そして、職場やその他さまざまな場所で、新しい考え方や生き方を見たり聞いたりして、混乱しながらも今までやったことのない一歩を踏み出す。これが、②移動の状態です。ひょっとしたらまったく違う分野の研究会に出ることかもしれない。起業に向けて大学院に通おうと大学ウェブサイトを検索し始めることかもしれませんし、急性期病院に勤務している方が、在宅看護の現場に研修に赴かれることかもしれない。いずれにせよ、この本でさまざまなワークを

＊……Lewin K（著），猪股佐登留（訳）：社会科学における場の理論．ちとせプレス，2017.

行って「何かを始めよう」と考え、自らを移動状態に進行していただければマネジメントの研究者として本望です。

　最後に、混乱しながらも新しいやり方を見出し何とか慣れてきている状態が、③再凍結の状態です。このサイクルがぐるぐる回ることで人間は成長していきます。

7.　解凍と移動の推進～動機づけを高める方法

　解凍や移動の状態にある人びとは、どのような心理状態なのでしょうか。

　変わらなくては、という気もちをもつことは、人間の成長にとって非常に重要です。何かをやろうとする気もちをもっている、これは人間が動機づけられている状態です。ところが当の本人は「いやあ…。ええ…、私、モチベーション高くないし」と引き気味におっしゃるかもしれません。「私、意識高い系ではないんで…」などとも。

　しかし、そもそも人間はわりと簡単に動機づけられる生き物なのです。さらに言うと、ふだんの意識が高いか低いかは、あまり関係ありません。生き物としての衝動の部分が大きいからです。ただ、動機づけられた状態が長く続くかどうかについては個人差があります。

1）やる気発生のメカニズム

　「やる気を出しなさい」というフレーズは、おおよそ学校と呼ばれる基礎教育の場での常套文句です。別人格である他者（外部）から言われてやる気が（内部から）出るというのは、実はおかしな話です。学生の「やる気が出ない」というそれこそ平常の状態を教師自らの課題とし、その原因を見極めて、やる気が出る状態にもっていくのが本来、教育のプロフェッショナルのやり方です。筆者は個人的に「気合いを入れる」ことは好きですが、気合いですべてがう

まくいくとは思いません。

　では、どうやって「やる気のある状態」に自分自身をもっていく
か。それには経営学で多くの研究があるものを援用しましょう。動
機づけの原因やその発生のメカニズムを知れば、自分で自らを動機
づけることができます。少なくとも、動機づける確率を上げること
ができます。

2）内発的・外発的動機づけ

　まず動機づけについて、外と内の2区分があることから紹介しま
しょう。

　外発的動機づけとは、ごほうびです。昇進や金銭、物品、ほめ言
葉など、他者から与えられる、もしくは受け取る何らか無形有形の
外的要因がやる気を出す原因となります。子どもに「テストで100
点とったらゲーム買ってあげる」というと小学生が勉強をがんばる
のが典型的な例です。ところが、これは歩合制の業種は別として、
低成長環境の大人の世界では、報酬を出すこと自体が難しい。医療
者はもっと厳しいでしょう。報酬と命の値段をリンクさせることは
倫理に反するからです（とはいっても、国民皆保険でない国では現実問題
としてこの種の事象は多く起こるのもまた現実です）。

　これに対して、自分からやる気になって行動することが内発的動
機づけです。達成感や成功の喜びが内発的動機づけの最も大きなご
ほうびです。自身で何か達成したらエステに行くとか、ほしかった
何かを買うとか決めて達成に向けるのは自分で決めているため、内
発的動機づけに相当します。

　何か自分で物事を始める、事態を変える、など現状を変える行動
をするのならば、内発的に動機づけられていることが不可欠です。
イヤイヤやったとしても学びの効率は悪いですし、そもそも楽しく
ありません。楽しさがないと物事は続かないのが大人も子どもも変
わらない道理です。

内発的動機づけが発生し、継続する最も大きな要因は、成功体験です。「その達成に対して強い思いがある」という前提条件も重要ですが、強い思いがあっても、成功体験がなければ長くは続きません。ここでいう成功体験は大きな勝利・成功を意味するのではなく、小さなものでかまわないのです。誰かにほめられたとか、ありがとうと言われたとか、小さなことができるようになったなど、些細なことでよいのです。自分が行った行動が何らかの影響を自分や周りや何かに与えたということが重要なのです。どんなことでも何かを達成して得る成功体験は脳にとって快感ですから、これは自分で与える内発的なごほうびになります。

3）効力感の発生を意識する

　内発的に、つまり自ら動機づけられている状態の最たるものは効力感をもっている状態です。この「（自己）効力感」とはカナダの心理学者バンデューラが発表した概念 [*] で、内発的動機づけの代表的なものとされています。具体的には、「できると思う気もち」をもった状態のことです。できると思う気もちをもっていることは、やる気があるということと同義です。

　効力感は結果に対して正の相関があるとされています。つまり、効力感をもって物事に向き合ったほうが、もたずにあたるよりも成功確率が高いとされています。スポーツを例に考えるとわかりやすいでしょう。サッカー選手が試合前に「負ける気がしない！」と強気に口にしているインタビュー映像を目にしたことはありませんか。この「負ける気がしない」という言葉は、未来に対して自信をもっている状態から発せられています。これが典型的な効力感をもっている状態です。行動をする際に「きっとできる」、「乗り越え

＊……Bandura A（著）, 原野広太郎（訳）：社会的学習理論 人間理解と教育の基礎. 金子書房, 1979.（オンデマンド版, 2012.）
　　　Bandura A：Self-efficacy：toward：a unifying theory of behavioral change. Psychological Review, 84：191-215, 1977.

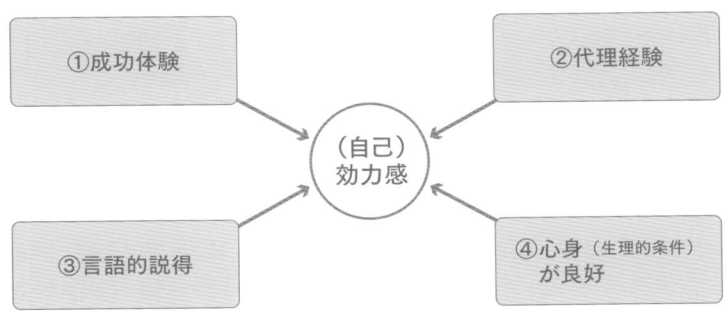

①成功体験

②代理経験

（自己）
効力感

③言語的説得

④心身（生理的条件）
が良好

Chart 5-5　（自己）効力感を上げる4条件

ることができる」などの感情をもっていると、これらの感情がない
状態よりも圧倒的に成功確率が高いとされています。プロスポーツ
の分野では、負けると思って試合をする人は少ないでしょう。これ
は「自分は勝つ」という気もちをもって戦ったほうが、「負けるか
もしれない」と思いながら戦うよりも成功確率が高くなることを，
主に米国のプロスポーツに関わる学問研究が証明してきたからで
す。

　そして、効力感はその発生原因がわかっています。つまり、それ
を理解して自分で行動すれば人為的に発生させる（という言い方をあ
えてします）ことが可能です。平たくいえば、意識すると効力感の
発生確率は上げやすい。

　具体的に効力感の発生原因を挙げると、①成功体験を得ること、
②他人の成功をみること（代理体験）、③「君はできる」などと説得
されること（言語的説得）、④生理的条件が良いこと、の4つです（Chart
5-5）。このしくみを知っておくべきです。「やる気を出さなくては
いけないのに、うまくいかないとき」に、人為的に動機づけを上げ
ることに（個人差はありますが）ある程度は役立つからです。

　それぞれ個別に解説していきましょう。

8.　効力感を発生させるしくみとしかけ

1）成功体験のフィードバックサイクル

　①の成功体験は、フィードバックサイクルで成立します。当たり前の話で、成功は結果の解釈でしかありません。何らかの行動を行う、その結果を評価する。このステップで、その達成について人は成功したとか失敗したとか評価するわけです。このしくみ、つまりフィードバックサイクルの存在が成功体験（あるいは失敗体験）の源泉です。

　ここで、筆者は「評価」という言葉を使います。入学試験の結果のように合否がはっきり出るものは別として、多くの行動は評価しないでそのまま通り過ぎるのが日常でしょう。小さな成功体験を積むためには、自分で小さな達成を意識して、その評価をすることが必要です。簡単なことですが、この積み重ねで人は自信をもち、動機づけられるのです。

　成果を意識することで達成したことも意識する。この一見何でもないことが効力感を上げることに猛烈に影響します。もしもあなたに後輩や部下がいるのならば、マメにフィードバックをすることを心がけてください。必ずしも良いことだけをフィードバックする必要はありません。フィードバックをたくさん受けることで、人は成功や失敗を自分で判断します。

2）代理体験の観察と視野を広げる

　②の代理体験は、他人の成功をみて自分もできると思う気もちをもつことです。自分のほうが仕事はできると密かに思っていた後輩が、ある資格試験に合格したと聞いたら、「自分もできるかもしれない」と思いませんか。自身と類似した人間が何かに成功したこと

を見聞きすることで、自分がやってもできる気もちになる。こうまとめると、実社会でよくあることではないでしょうか。例えば、有名な進学校はこの代理体験のしくみで進学実績を累積させているともいえます。あの先輩が○○大学に入ったから自分も入れるだろうと思いやすい。同じ試験を受けて入ってきた学校の仲間ですから、学力という意味での類似性はかなり高いわけです。職場でも、あの人があの資格を取ったから私も取れるに違いないと思う場面があるのではないでしょうか。それは代理体験的により動機づけを上げていることになります。

　こうした代理体験を多く重ねるには、自分以外の人や事象に興味をもって観察していることや、ネットワークがあることが必要です。そうした誰かの達成は刺激になります。これは決して他人と比較して自分を上げたり下げたりして一喜一憂することではなくて（人間ですからそんなこともあるでしょうが）、自分も新しいことに挑戦してみよう、きっとできるに違いないという考えにつながることが重要です。目の前の仕事だけを見つめるのではなくて、大きな視野を意識して他者を観察することです。

3）言語的説得は言葉に出す

　③の言語的説得は、他者によって動機づけを高める重要な要素です。アメリカ第44代大統領オバマの選挙キャンペーンのスローガンは『YES, WE CAN』でした。これがまさに言語的説得です。「君はできる、私たちはやれる」と、言葉に出して相手を、また自分自身を鼓舞し、その気にさせることです。こうした現象は、ただし、そのコミュニティ固有の文化的な影響を強く受けます。わが国で政治家がこうしたかたちで鼓舞する発言をしたとしても、聞き手の多くは残念ながらその発言にそのまま動かされることはないでしょう。そもそもわが国は、「できないことを口にするな」というのが古典的な振る舞い方であって、言葉で大衆を鼓舞するということが

そもそも不得手であるからです。

　一方で、個人的に尊敬する上司や先輩から「あなただったらできると思う」と言われたらどうでしょうか。共著者（川﨑）の章を思い出してください。あなた個人のことを直接知っている人から発せられた言葉は、その人から自分への評価の産物です。非常に嬉しいものですし、動機づけも上がります。何より、自信がわきます。つまり効力感が上がるのです。

　言葉に出すことは、心理学の研究が証明しているように非常に重要です。特に私たちの国は「（先達の）背中を見て学べ」が実務教育の基本だった時代が長く、言葉がけを重視してこなかった文化があります。しかし、人は言葉で変わるのです。人の背中を見せても、言葉にしないかぎり正しく理解されているかどうかはわかりません。また、言語的説得は、成功体験とセットになるとより有効であるとされています。

４）自らフィードバックサイクルをつくる

　④の生理的条件が良いほうが、動機づけは上がりやすいものです。これも重要な条件です。熱が出て体調が良くないのに、気もちだけは効力感に満ちているという状態は考えられなくもないですが、普通ではありません。また、生理的状態が良いだけでは動機づけは高められません。自らが健康的な状態のうえで簡便に行える作業を設定して、そのサイクルのなかに身を投じることが効果的です。

　そのために、前節のワークで「やれなかったこととやりたかったこと」をリストにして可視化しました。リストが長かった人は、やることが細分化された結果です。反対にリストが短かった人は、大きな括りでやるべきことを挙げたのかもしれません。繰り返しですが、いずれでも優劣はありません。

　やるべきことを分解してより具体化・明確化してリストにすること。そしてそれを消していくという作業は、自分でフィードバック

サイクルをつくっていることそのものです。達成したという印の取り消し線が引かれたときは、快感を得るはずです。成功体験は意識することでより感じることができますし、効力感は上昇します。

　筆者の例を出しましょう。いま原稿を書いている研究室の机の端に、勉強する必要を感じて買った統計学の書籍が3冊積んであります。筆者自身のリストには「統計学を勉強し直す」と大きく書きました。しかし、この「統計学を勉強し直す」という行はまったく消されることがありません。そこで、これをブレイクダウン（小分け）し、より具体化しました。本の題1つひとつを書き出したのです。これで3行です。そして、さらに「〇〇分布についてわかるようになる」と、その中でも気になっているところを書き出します。同じ内容がいくつか重なってもかまいません。この作業をしている中で、自分の中でやるべきことがより具体化されていきます。可視化するという行為は、自分の達成すべきことを意識するということと同義です。

　この章を読み終わったら、大きな括りで書いた人はリスト（p.143）を見直されて、ぜひ細かくブレイクダウンしてみてください。

9.　仕事の全体像を理解する

　マネジメント能力は仕事をうまくやる能力だと前述しました。その要素として、仕事そのものをこなす能力と、人とうまくやる能力の2つがあるとブレイクダウンしました。さらに具体的に考えてみましょう。仕事をうまくやる、人とうまくやれている状態というのは、その配分は違うにせよ、以下の3要素を必ず満たしています。

①構造理解
　仕事の全体像（フルピクチャー）を客観的にわかっていて、自分の果たすべき役割がわかっていること。そしてその行動がとれている

ことです。または、他人をどのように動かして結果に結びつけるかを理解していることです。

②役割理解

　組織（上司/周囲）から求められていることがわかっている、やれていることです。

③信頼

　職場の仲間が自分に何を求めているのかわかっていて、それに対して全部ではなくても対応がきちんとできていることです。

　また「任せてもらえる」とは、職場の仲間との信頼関係が成立していることです。

1）「仕事をうまくやる」構造

　「うまくやる」を構成するその他の要素に、「好かれる」とか「愛される」という相互の主観的なキャラクターの要素は入ってきますが、主流ではありません。とりわけ専門職の職場では、多くの仕事で知識と経験が要求され、他人の健康や財産の保護に直接関係しますから、その人への好悪よりも仕事ができることのほうが、少なくとも「うまくやる」ためには必要な要素です。気をつけなくてはいけないのは、仕事をしている中で、仕事をうまくやることと、周囲から好かれることを同義として捉えてしまう、勝手に同じモノと解釈してしまう人が一定数いることです。これは大きな間違いです。仕事は学校の集まりでもママ友の集まりでも趣味の集まりでもありませんから、好かれることよりも仕事ができることのほうが長い目で見たら重要なのです。

　皆から嫌われると仕事がやりにくいということは専門職に限らずどの現場でもありますが、看護現場で「あの人と一緒にやるのが嫌だから（患者さんに関わる）仕事を放棄する」という行動は、「看護職の倫理綱領」を見直すまでもなく取られないでしょう。好悪の情を看護業務より最優先する人がいたら、それは教育を授け、国家資

格を付与する側（厚生労働省）の問題だろうと思われます。

2）役割理解に長けているのが専門職

　専門職は仕事の性質上、役割理解には長けています。しかし構造理解は弱い場合が多いのです。目の前の仕事をやることがまず求められ、それ以外のことを「なぜこの仕事はこのような手順なんだろう？」とか、「この仕事は何につながっているんだろう？」といった全体に思いをはせることは、業務繁多であることが常な専門職の現場では非常に難しいことです。

　「考えている暇があれば手を動かしなさい」と、多くの専門職がキャリア初期にその現場で言葉をかけられてきたものです。筆者は、このやり方は好ましいと思っていません。しかし、そのように経験を積んだうえで多くの専門職の今があることは否定できません。ですから、当人が意識的に立ち止まって構造理解をする時間をとる工夫が求められるわけです。日常生活の場ではなかなかその切り替えは難しいため、お気に入りのカフェに出かけてお茶を飲みながら考えるのでもいいですし、何か考える場所を決めて意識的にその時間を取ることを強くお勧めします。

♪

　構造理解と役割理解があって、行動する。それらの集積が信頼となる。この流れがサイクルとなっていて、その回転の中で信頼が生まれてくるのです。風が吹くと桶屋が儲かる式な気の長い話（構造）になりますが、このステップを踏まないかぎり、仕事で人と「うまくやる」ことはできません。

3）信頼は結果を評価して生まれる

　信頼は、あなたの行動の結果を評価したものです。もちろん、顔立ちが何となく信頼できるとか、すばらしい経歴をもっているとか、

いろんな要素が最初にはつきものですが、職場においては、行動した結果がストレートにその当事者の信頼につながります。いくら経験豊富なベテランで、前職場ですばらしい経歴をもっていても、現在、あなたの職場で明らかに手を抜いて仕事をしている人に全幅の信頼を置くことは難しいでしょう。

　職場での振る舞いはすべて他人から評価されています。利害関係のない、例えば、上司と部下関係ではない多数からの評価の蓄積は、妥当であることが多いものです。信頼を得るためには、地道に小さな結果を積み重ねるしかないのです。そして、仕事で評価を受けるためには、自分の仕事の全体像はどんなもので、何が現状の課題で、誰が利害関係者で、どんなことによって影響を受けるかまで理解する。そのうえで、自分が求められていることは何なのかを把握して行動すること。こうしたことの連なりが、具体的な構造理解と役割理解のサイクルです。

　何のためにこの仕事があって、そのどの部分を自分が請け負っているのかをわかっていること、そして誠実にきちんと実行することの積み重ねで、信頼は生まれてきます。特に専門職の現場は、はたらく人に求められているミッションが非常に明確であることが多く、構造理解と役割理解をしやすい状態にあるのは間違いありません。そのため、その理解と振る舞いの深さ、つまり、看護師としてのスキルや判断、接遇能力や見識といったプロフェッショナルとしての個人差が際立ちます。これは注意しておいたほうがよいポイントです。

　あなたの自己評価にかかわらず、看護師としてのあなたを評価する多数の同僚看護師の目線が、あなたの評価を決めてしまうのです。同じ基礎教育体系に連なっている専門職ならではの構図といえるでしょう。

10. 他者を気にせず新しいことをはじめる

　ここまで読み進められて、周囲に信頼される自分になる……ような大きなマインドセットの変革は、私には難しいなあ…と思われた方。今できないことを気にされず。すぐに変化するなんてことは、どんな人にも不可能です。そもそもマインドセットの構造からして難しいことです。次の第Ⅱ部で各種のケースとワークを準備してありますので、他人事として考えるところから、あなた自身をどう変えていくかについて気づきがあればと思います。何かしようかな、してみてもいいかもと感じてもらうことが、すでに変化です。

　本章最後に、もう１つ伝えたいことがあります。マネジメントに関わり、自らのものにしていきたい人、また管理業務としてもマネジャー職にある方が患う病いについてです。これは、共著者（川﨑）が述べた病の当事者体験（p.121）とは違う話で、より周囲には理解されないかたちで、あなた自身の中身をむしばんでいくかもしれないものです。性別や年齢に関係なく発生する、「他人に嫌われたくない、だから誰にもきついことは言わない」という事象です。筆者は「嫌われたくない症候群」と呼んでいます。

1）嫌われたくない症候群とは

　この症候群を発症すると、組織の中で周囲に嫌われたくなくて、友好的な「仲間」を確保することを優先するために、自分自身の本意を殺して行動するようになります。嫌われたくないがゆえに、誰か同僚の良くない行動、例えばサボタージュを見て見ぬ振りをするか、自分でその業務を買って出てしまう。研究者の表現でまとめると、構造理解を行わず、役割理解を曲解し、他者に嫌われたくない

という恐怖心から過剰に業務行動することです。その結果は想像がつくでしょう。自分への負荷が尋常ではなく増加し、あなた自身が疲弊していきます。

　他者に嫌われたくないという感情は、人間が誰しももつものです。『嫌われる勇気』（ダイヤモンド社、2013）というアドラー心理学を紹介する書籍がベストセラーになったのを覚えておられる方も多いでしょう。多くの人が嫌われることを恐れている、上記の本が売れたのはこのことを端的に示した事例だと思います。

　嫌われてはいけないというマインドセットをリセットする。これはマネジメントに関わるすべての人にいえる大きな原則です。処方としては、思いきるしかないのです。スマホにアプリを入れてすぐ変わるといったものでは、人間は決してありません。自分にとって何が一番大事か。仕事はどのような位置づけなのか、自分で1つずつ整理してみることで、「嫌われないでいる」ことにかけている労力のくだらなさに気がつくことができるかもしれません。筆者は小学校の一時期にいじめ被害を受けたことから、人が怖い時期が長く続きました。その後、大学の途中までの人生では「嫌われたくない、いじめられたくない」ということを強いマインドセットとして、自らの行動を縛ってきました。「よい人」、「面白い人」であることがすべてにおいて優先すると思い、一生懸命その役割を演じていたのです。しかし、そうした振る舞いに疲れたときに思ったのです、そんなことはどうでもいいと。他人・集団の気もちは移ろいやすいし、その中で一時的に好かれることに尽力するより、時間を他のことに使おうと。不思議なもので、こちらがそうして腹を括ると、周囲が変化して見えました。実際のところはエビデンスベースでわかるような事象ではありませんが、自分が嫌われたくない一心でやっていたことは、本当はその相手・他人にとってはどうでもよいことだったのかもしれません。いずれにせよ筆者の人生は快適になりました。

　「嫌われたくない症候群」は、自分で「腹を括る」こと以外に改

善できません。限られた時間の中で自分にとって何が大切なのか、ここで考えてみませんか。

2）あなたのライフスパンを見すえて

　前章で、共著者（川﨑）のキャリアチャートが人生曲線として提示されました（p.077）。看護師として長く現場ではたらいてきたベテランによるカミングアウトであり、ライフスパンを見通しての後進のための事例提供です。現代において、特に女性の人生は長くなりました。健康寿命を保って現場ではたらける時間の長さは、皆さんの両親世代と雲泥の差があります。それは、いろいろな新しいことをやってみる時間が多く残されているということなのです。

　「挑戦」というような猛々しいものでなくて十分です。人にはたくさんの可能性があります。

　改めて、あなたに問います。

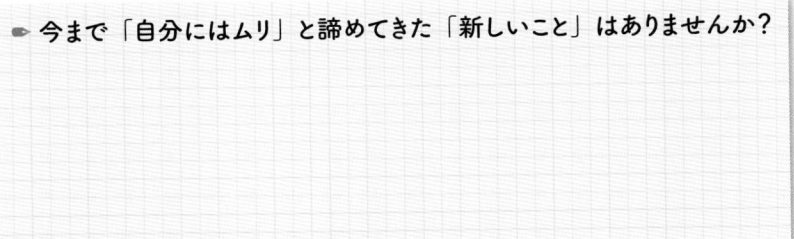

　➡ 今まで「自分にはムリ」と諦めてきた「新しいこと」はありませんか？

　筆者は10代の時期、「自分なんか何してもだめ、うまくいかない」というマインドセットに囚われてきました。幼少期に身についた身の処し方が大きく影響をしていました。しかし、その自分で勝手につくった「天井」は誰を幸せにしたか、というと、周囲の誰も幸せにしていなかったのでした。

「いったい何のために、世間の目や勝手な期待、他人の意見などに悩まされる必要があるのでしょうか。

　自分のやりたいことをせず、他人に言われるままに生きた人で、優れたこと、有用なことを成しとげた人はいまだかつて誰もいないのです」

　とは、あなたたちの大先輩フローレンス・ナイチンゲールが、『看護覚え書』に記した言葉[*]です。

　人の可能性は無限です。といって、新しくやってみたことすべてでプロフェッショナル級になる必要もありません。ピアノをやってみたからといって、リサイタルをできるほどの腕前になる必要はないし、コーチングを習ってみたからといって専業コーチになろうとする必要はないのです。自分には合わないと思ったらすぐに他のことをやればよい。他人と比較する・されるのが嫌だったらリアルのコミュニティに入る必要もありません。ネットという電子世界で交流するツールを駆使することも現代は可能です。何か新しいことをやってみるプロセスはあなたの人生を豊かにしますし、あなたの考え方の幅を広げます。

2

　自分が楽しい、はたらきやすい、嬉しい状態をつくること。つまり、成人になった自分をさらにおとなとして育てることは、あなた自身でしかできないのです。

（高田朝子）

*……Skretkowicz V（編），助川尚子（訳）：ナイティンゲール看護覚え書決定版．p.228, 1998. ／茨木保：ナイチンゲール伝 図説看護覚え書とともに．p.109, 2014. ともに医学書院.

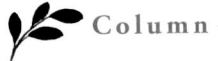**Column**

最後はジャンプする勇気

　長年、MBA課程でビジネスパーソンの学生たちと関わっていると、人の変化、いや、脱皮のプロセスに立ち会うことがあります。出会ったときに印象が薄かった人が、卒業するときには別人のように積極的になるというのはわりとよく見られる光景です。彼ら彼女らをみていると、年齢に関係なく、人は変化する生き物なのだとつくづく思います。もちろん、変化しない人もいます。特に年配男性に多いのですが、会社内での序列や地位をそのままビジネススクールに持ち込もうとして、対等なはずの学生仲間のクラスメートに上から目線で対応してしまったり、自分が正しいという前提の発言をしてひんしゅくを買ったりというのは時々見られる現象です。

　変化をする人としない人は何が違うのかというと、マインドセット変更の苦痛に耐えられるか否かという点なのだと思います。みな、もう若者では決してありませんから、今までの成功体験がマインドセットを固定させ、より強固にしているのは間違いありません。今まで蓄積してきた「大人の知恵」で固まっているのです。それを否定して違う方法を試すには勇気がいります。最後は、ええい！とジャンプして違うことをやってみる。これこそ勇気なのだと思います。勇気は誰でも持っています。しかし、勇気を取り出してきて使うのは年を取るほど骨が折れます。

　授業中、ベテラン世代のビジネスパーソンが、それ以前と違った新しい考え方に基づいて発言すると、その方が勇者に見えます。階段教室の奥底の教壇からひそかにエールをおくります。どんなときでも人は勇者に変身できるのだなと嬉しくなります。

（高田朝子）

悩まず
考えられるようになる
ワーク 17

7つの選択で
思考トレーニングする

　まず本章で、あなた自身の思い（主観）で7つのワークに取り組んでください。それぞれ、看護師のキャリアの中で直面するかもしれない、または、すでにあなたが気づいたことがあるかもしれない状況を呈示していきましょう。

　あなたのことは、あなたしかわかりません。職場の同僚が思っているあなたは、実は戦略的にもしくは無意識に演じている虚像なのかもしれません。この章はあなただけのものです。誰かに見せて評価してもらう必要もありません。ワークはそれぞれ回答者の考え方やそれに伴う行動のクセが浮き出るようにつくられています。「素」のあなたの考えを自身で知るためのトレーニングメニューです。直感で最初に思ったことや情景で選んでください。そして設問にじっくり答えてください。すべてのワークに正解はありません。

　自分を知らないと、自分は育てられません。勝手には育ちますが、あなたにとって幸せ（happy）な状態に育つかどうかは未知数です。あなたがそんな状態で楽しく──イヤなことが起きないという消極的な意味でもかまいません──はたらけるように自分を育てる。そのために自分を知り、環境を知る。その中でどう振る舞うのかを決めるのです。「無くて七癖」といわれるように、クセの無い人はいません。考え方のクセを知っていると、何かを決めるときに一度立ちどまることができます。"いま私は極端な方向に走っていないか?"と。

　そんな**内省の積み重ね**が、あなたを育てるのです。　　　　（高田）

Work 1　思い込みに気づく

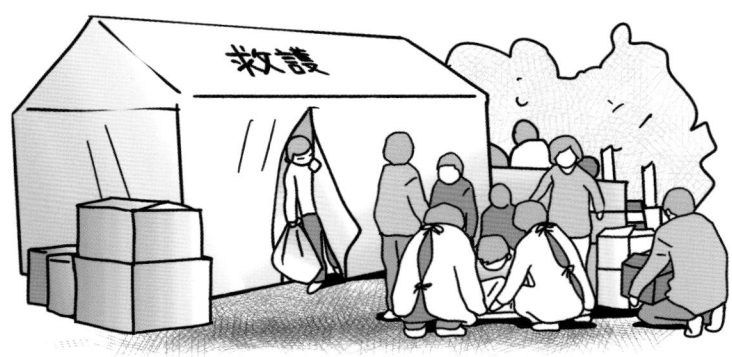

今から５年後、あなたは地域中核病院の看護師長を務めています。
同県内で発生した豪雨災害の避難所への看護支援チームのリーダーとして２泊３日の予定で出動することになりました。

３人編成のうち、１人は本人が強く志願した５年目の若手が決まり、もう１人の同行者は自ら選んでよいことになりました。

あなたは、次の誰を自分の補佐役に指名しますか？

ア 【看護大卒・一般大（法学部）卒後に社会人経験あり。年下】

イ 【看護大卒・身体頑健で夜勤経験豊富。同い年】

ウ 【専門学校卒・災害救護の経験あり。年上】

☛ そう決めた理由を書き出してください。

☞ **ア・イ・ウ** について、男女どちらだと思いましたか？

☞ **あなたは、どんな人を避けようと思いましたか？**

【高田の解説◉無意識の思いに気づく】

　正解はありません。大事なのはなぜその人を選んだのか、避けたのか、意思決定に至るあなたの考え方の道筋です。無意識に年上をマネジメントするのは嫌だと思っていないか、候補者は女性だと思い込んでいなかったか。その思いや考えに至った過去の経験は何だったのかを考えてください。その考えは妥当なのか。あなたの人生はあなたのものです。いろいろな考え方のクセがあっていい。それがあなたの仕事をやりにくくするのならば、変化させればいいのです。

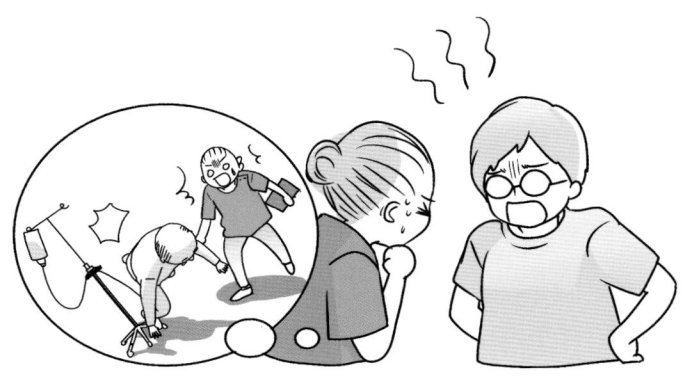

あなたはその日勤で医療事故未遂（ヒヤリハット）の当事者となりました。師長に手順の報告を求められ、落ち込んでいます。

➡ その落ち込みから回復するときに【自分を取り戻すために】あなたならどんなことができますか（やりがちですか）？　書き出してください。

- ☞ 落ち込みから回復するために書き出したことによって、
　あなたは何を得ているのでしょうか？

- ☞ 事態を客観的に見つめなおすことになりますか？

【高田の解説◉レジリエンスの鍛え方】

　自分の立ち直りのツボを自分で知ってください。そしてフル活用しましょう。まず心を短い間、甘やかしてください。そして落ち着いて「なぜ？」と振り返るときに、自らが無意識にその状況に置いていた理想像を考えることをお勧めします。「こうあるべき」という、そんな仮定に囚われていると真実は見えてきません。ヒヤリハットから立ち直るときには、転んでもただでは起きない精神が大事です。それは自分の「仮定」を見直し、事実を再構成し、次につなげること以外ありません。

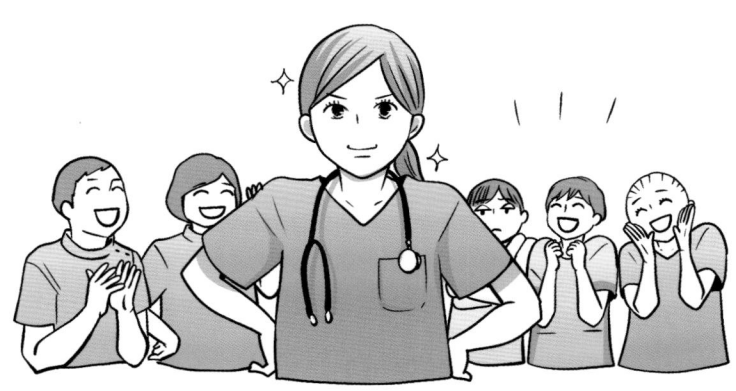

あなたの所属科では専門学校卒で経験16年の沙織さんが診療科の
医師たちに高く評価され、重要な役割を任されることが多いです。
では、科でもっとも「優秀」なエキスパートナースは彼女だと、
他科にも推薦できるでしょうか？

➡ 推薦できるなら、それはなぜ？　できないなら、それもなぜでしょうか？

● もう1つ考えてみましょう。ナースコールがよく鳴る病棟は、
　その病院で最も「忙しい」と言えるでしょうか？

【高田の解説●思考経路を理解する】

　外部評価と身近なそれとが違うのはよくあることです。誰しも人間ですから、そのひとが好きか嫌いかで評価にブレが出てくるのも仕方ありません。ここでやるべきは、なぜその高評価に至ったのかを多くの視点で考えることです。第1章のケーススタディと同じです。まずは自分の目線で、そして医師・師長・同僚・患者それぞれの立場から、沙織さんの評価点を複数回（最低でも4回は）考えてみましょう。そして、改めて自分自身の評価点を見直して、見比べてみてください。他者の目線と内容が同じものだったならば、それがあなたの評価方式として受け止めましょう。他科にも堂々と沙織さんのことを推薦できるでしょう。違ったならば、なぜ違ったのかを考える。このプロセスであなたの思考経路が明確になります。

　派生ワークは、そもそも「なぜ」ナースコールが鳴っているのかの原因分析から始めるのがよいでしょう。コールの多い時間帯は？機器のトラブルや誤作動、患者の誤操作はどれくらいあるか？……など。「優秀」と同じく「忙しい」も実態が曖昧な状況であることに注意です。

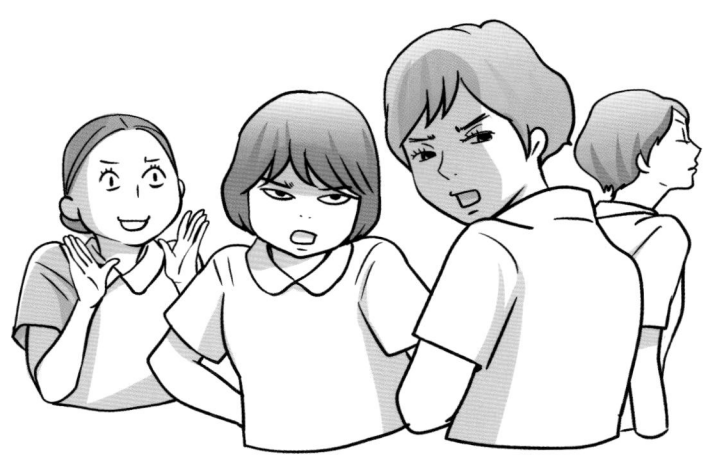

あなたがこれまで出会った苦手な同僚を思い出して……、

☞ なぜ、そのひとが苦手なのでしょうか？
　思いつく理由を短く（1 行ずつ）10 点挙げてください。

- さらに、そのひとが苦手であることやその欠点には目をつぶって、あなたが思うそのひとの長所や美点も 10 点書き出してください。些細なことでかまいません。

【高田の解説●長所と短所の裏返し構造】

　「苦手な同僚」の長所を、10点も書けましたか？　看護師にも人間の苦手や好悪があってまったくかまいません。いつでもどこでも誰にでも「白衣の天使」でいる必要はまったくないわけです。天使では人間の仕事はできません（天使業界のことは詳しくありませんが）。ただ、好悪はあなたの主観です。"坊主憎けりゃ袈裟まで憎い"とは言い得て妙なことわざで、嫌いだと思うとそのフレームで相手を見てしまうのが人間の心理なのです。

　派生ワークで書き出せた長所が少なかった人は、嫌いという気もちを捨てて、客観的に人間として、改めて見つめ直してみてください。短所の裏返しに見えてくるものはありませんか？　別に無理に近づいて親友になる必要もありません。観察してみるのです。

176

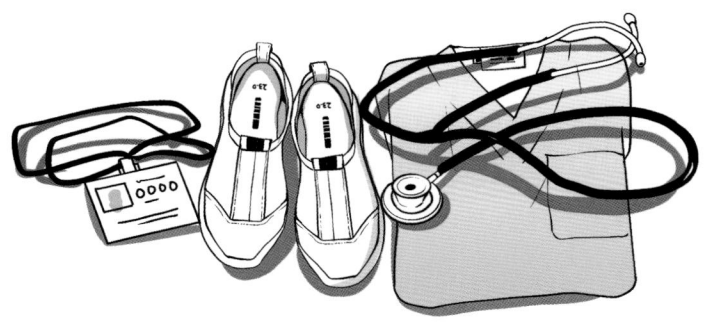

10年後、今あなたのはたらく場（職場）はどうなっているでしょうか？　あなたがいる、いないにかかわらず3点考えてください。

☞ 職場（組織）はどうなっている？

☞ 患者の傾向はどう変化しているか？

☞ あなた以外のみんな（看護師）のはたらき方は変わる？

● その予想のうえで、あなた自身はどうなっているでしょうか?

1. どこで

2. 何を

3. どうしている/していないでしょうか?

【高田の解説●自分事として変化を予測する】

　人間は目の前のことに取り組み、そのポジティブ・フィードバックを受けているときに一番幸せを感じる生き物です。ただ、ここでは思考トレーニングとして、自分という存在を意識して、少しその周りのことを見渡してみましょう。さらに、病院全体を見てみる。世の中も考えてみる……。そんなふうに視点を内から外に移してみてください。

　看護師の仕事は一人ではできません。患者や入居者など、ケアする相手が必要な仕事です。そしてそれらは環境の影響を必ず受けます。視点を外に持つことはあなたの置かれている場所の状態を知ることです。そのうえで自分はどうしたいのか、どうすれば happy になれるのかを考えて行動するのです。

Work 6 　仕事の楽しさを掘り下げる

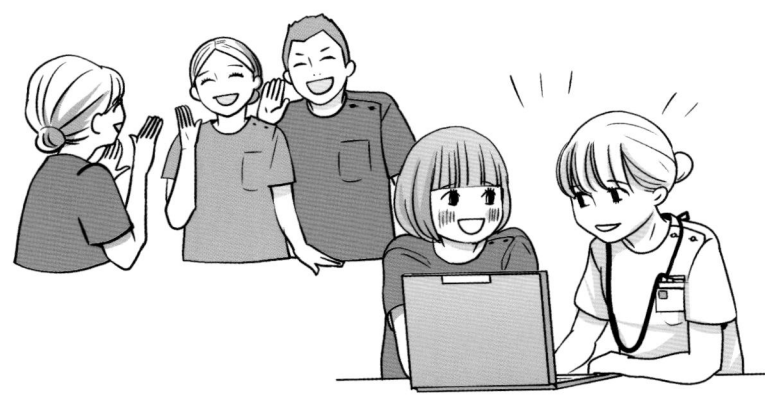

☛ あなたが看護師になってから、仕事で楽しかったことを
7 点挙げてください

● それらは「なぜ」、楽しかったのでしょう？　自身に問いかけて、その理由を書き出してください

【高田の解説◉楽しさを知ることは自分を知ること】

　楽しくないと仕事は長く続けられません。そして、楽しさは人それぞれです。自分が感じる「楽しさ」を知ることは、自分を知ることと同義です。あなたのマインドセットの影響を大きく受けるからです。一般に、仕事において成長したと自らが感じるときに楽しさは発生し、感じられます。この自分が感じるというのがミソで、自分に甘い人はすぐに成長を感じるでしょうし、自分に厳しい人は、成果が出ていても、ずっと成長への飢餓状態でしょう。

　前ページで「仕事で楽しかったこと」が7点以上挙げられなかった人は、自分に厳しすぎるかもしれません。少し自らに甘くなってください。小さな楽しみをたくさん見つけることは、意識づけによって格段にうまくなるものです。

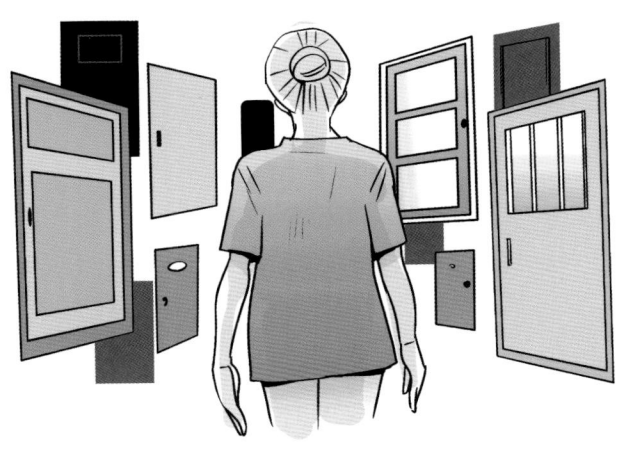

あなたの人生でこれまでしてきた選択（意思決定）の中で…

☛ 大きなもの/心に残っているものを 3 つ挙げてください

☛ 3 つ挙がらない場合は 1〜2 つを挙げてください。なぜ 3 つには
　足りないのか（並ばないのか）を考えて書き出してください

☞ それぞれの決断の際に、誰かに相談しましたか？
　最終的な決め手はなんでしたか？

【高田の解説◉決める勇気こそ個人差が大きい】

　意思決定には苦痛がつきもので、勇気が不可欠です。あなたが行っ
てきた意思決定は、その時々のあなたの状態や心のバランスや将来
への展望を元になされています。その改善には訓練が必要です。つ
まり、トレーニングを重ねておくと良い意思決定ができるようにな
ります。毎日毎日考え抜いて、人生の岐路に立つように考えろと言
いたいのではありません。今までの日常でルーティンとしてやって
きたことを見直して、自分で手順を決めてみる。何か決めるときも、
「私も！」と他人の選択に合わせるのではなく、状況が許せばその
内容について１つひとつ考えてみる。そんな訓練を意識して行って
いくと、そのうち優柔不断な方でも「自分で決める」ことが苦痛で
はなくなっていきます。

　あなたの道はあなたがつくる。それには上手な意思決定ができる
ようになるのが重要なのです。さあ、前に！

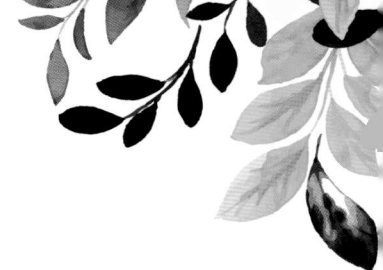

第 (2) 章

隣ではたらく
10人の悩みを想像する

　本章はケースに向きあうワークです。前章の気づきをふまえて、
10人（架空）が抱える悩みについて、「他人事」・「相談事」・「自分事」
の順であなたの考えを書き出してみてください。

Case 1　　愛さん［29歳］
　　仕事の継続と結婚（外国籍の彼と移住）の板挟みに

Case 2　　拓也さん［30歳］（男性）
　　家庭生活とスペシャリスト（認定看護師）の学びを両立したい

Case 3　　遥さん［27歳］
　　周囲の励まし（他者評価）を信じられず、後輩指導に自信がもてないで悩む

Case 4　　美穂さん［31歳］
　　自身の感情に左右されることから後輩との関係に苦労する

Case 5　　舞さん［30歳］
　　結婚2年目で妊娠を望み、夜勤のない生活（病院退職）を考える

Case 6　　彩さん［31歳］
　　同僚のモチベーションの低さに自らのやる気も下がる

Case 7　　佳奈さん［27歳］
　　後輩のメンタル不調による休職は自分の責任と考え、悩む

Case 8　　萌さん［28歳］
　　学生の頃にあこがれた海外留学を再び考えている

Case 9　　桃子さん［30歳］
　　主任試験に直面し、小児科看護を突き詰めたい自分に気づく

Case 10　　瞳さん［33歳］
　　高齢者の暮らしを支援するため、地域ではたらくか悩む

Case 1 　愛さん［29歳］

仕事の継続と結婚（外国籍の彼と移住）の板挟みに

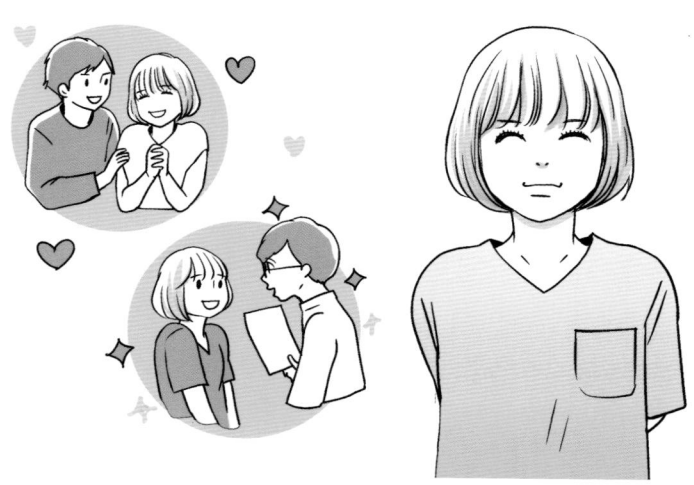

　その怒った顔を同僚たちは見たことがないほどに、愛さんは笑顔で周囲を明るくしていた。後輩や同僚看護師、所属看護師長や医師からの信頼も厚い。趣味はスキューバダイビングで、休暇を利用しては沖縄や海外の海に出かけていた。

　看護師長からの目標管理面談の際には、そろそろ主任試験を受けてみてはどうかと勧められており、故郷の両親からは、そろそろ結婚を考えてもよいのではないかと見合い話をもちかけられた。ただ、愛さんには海外で出会った外国人の彼（日本滞在中）がいる。彼からは結婚してその国で暮らさないかと誘われており、このまま仕事を続けるべきか、彼と結婚をして海外で暮らすほうがよいのか迷っていた。

☛ この状況を……

● 他人事として整理する

● 相談事ならこう答える

● 自分事ならこうする

【川﨑の助言◉諦める前に考えてみる】

　人生のターニングポイントで選択肢を選ぶことに直面し、板挟みの状況になること。看護師にかぎらず社会人によくある相談事のパターンです。愛さんの場合、仕事 or 結婚 or 趣味のいずれかに絞って決めるのではなく、それらすべてを継続する方法を考えることをアドバイスしたいです。しかし、同時にすべてのことを 100％実現することは不可能ですので、いちばん自分が大切にしたいものが何かを、自分自身の心に問いかけてみることをお勧めします。

Case 2　拓也さん［30歳］（男性）

家庭生活とスペシャリスト（認定看護師）の学びを両立したい

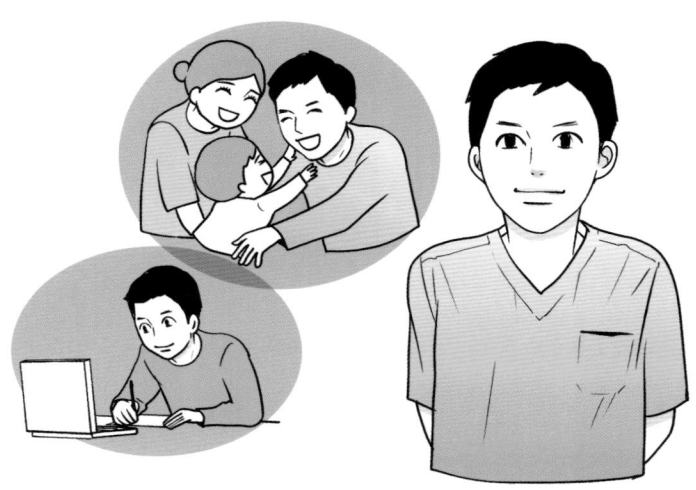

　救命救急センター勤務の拓也さんは30歳。同じく看護師の妻と職場結婚した。2人の間には3歳の子どもがいる。夫婦で協力して子育てと仕事を両立している。その領域の仕事をもっと極めたいと考えており、自分の強みを何かつくりたい。そのため、救急看護認定看護師コースに通って学びたいと考えているが、現在の生活サイクルを崩してしまうことへの悩みから、まだ組織にも妻にも言い出せない状況が続いている。

　幸い、拓也さんの勤務病院には研修支援制度があり、費用を病院が負担して専門的なスキルを身につけて病院に貢献してはたらき続けられるシステムが整っている。

☛ この状況を……

☛ 他人事として整理する

☛ 相談事ならこう答える

☛ 自分事ならこうする

【川﨑の助言◉取るべき手順を整理してみる】

　拓也さんの妻も看護師なので、医療現場の様子は誰よりも理解できると思われます。悩む前にパートナーを信頼・尊重しましょう。子育てを妻と協力して行っていることから、その理解と協力を得るのが不可欠で、最優先事項でしょう。まず妻に自分の考えや思いを正直に伝え、その際は同時に妻のやりたいことも確認し、次の機会は妻のために拓也さんが協力することも伝えます。妻の理解が得られてから、組織へ申し出るという流れになるでしょう。

Case 3　遥さん［27歳］

周囲の励まし（他者評価）を信じられず、後輩指導に自信がもてないで悩む

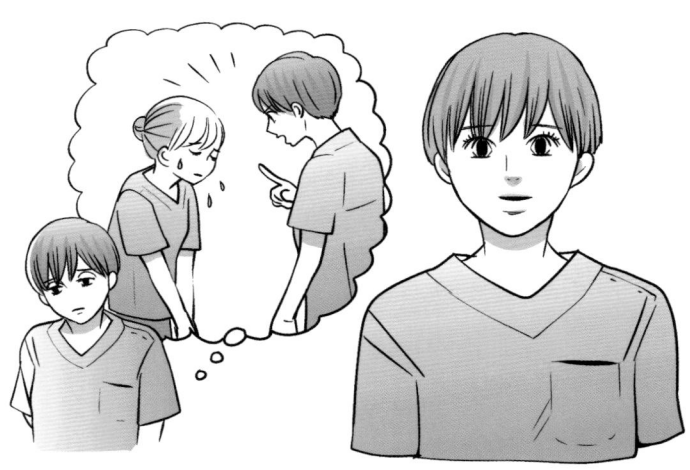

　遥さんは4年制の看護大学を卒業して地域中核病院に就職。内科病棟に配属になり5年が経つ。現場でのひと通りの学びの後、昨年からは後輩の教育にも携わるようになった。

　しかし、遥さんの悩みは後輩にうまく関わることができないことで、自分はその模範になることができていないのではないかと考えていた。

　先輩看護師に相談しても、後輩指導は誰もが通る道だからがんばってねと言われてしまう。看護師長に相談しようと思って面談の折にそれなりに伝えているのだが、「遥さんは謙虚だから、もっと自信をもっていいのよ」と励まされて終わってしまい、悶々とした時間を過ごしている。

☞ この状況を……

● 他人事として整理する

● 相談事ならこう答える

● 自分事ならこうする

【川﨑の助言◉何でもできるようになる必要はない】

　遥さんが悶々と悩んでいるその実情について、より詳しく聞いてみる必要があります。後輩指導に関わることは専門職の重要な役割ですが、それを苦手に感じている人も少なからずいますし、そのうえで活躍できるものです。何でもできる人は稀有です。遥さんにはまずリフレクションしてもらいましょう。その際に自信がもてない部分は何か、どんなことを考えているのかなどを明らかにすることで、次の行動へとつながるでしょう。

Case 4 　美穂さん［31歳］

自身の感情に左右されることから後輩との関係に苦労する

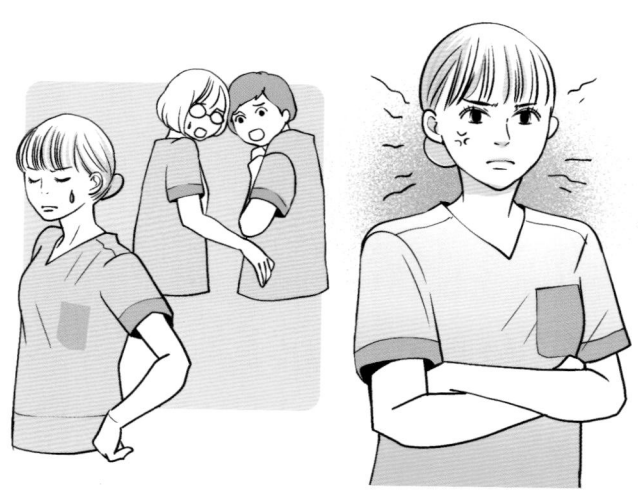

　大学を優秀な成績で卒業し、看護師になった美穂さんは31歳。ただ、自分としては周囲が評価するほどには仕事ができないし、人一倍努力しないと成果を出すことができないと考えている。

　自分が思い描いたとおりにことが進まないと不機嫌となり、それが表情や行動に出てしまい、後輩からは一緒に看護がしにくい先輩と思われている。そんなスタッフたちが、美穂さんとはたらきたくない、彼女がリーダーだと話しにくい、一緒のシフトには入れないでほしいと看護師長に頼むことも多かった。美穂さん自身もその状況に気づいており、日々葛藤していた。

☞ この状況を……

☞ 他人事として整理する

☞ 相談事ならこう答える

☞ 自分事ならこうする

【川﨑の助言◉感情は訓練でコントロールできる】

　美穂さんは、自分が他のスタッフから苦手だと敬遠（嫌悪）され
ていることに気づいています。しかし、自分の行動の何がそうさせ
ているのかまではわかっていません。助言者としては、事実をあり
のままに指摘したうえで、その時々の自分の感情に気づくことに
よって、その気もちの昂ぶりを保留することができるようになるこ
とを伝えます。訓練を続けることによって、感情はコントロールが
できるようになると知ることから始めてみましょう。

Case 5　　舞さん［30歳］

結婚2年目で妊娠を望み、
夜勤のない生活（病院退職）を考える

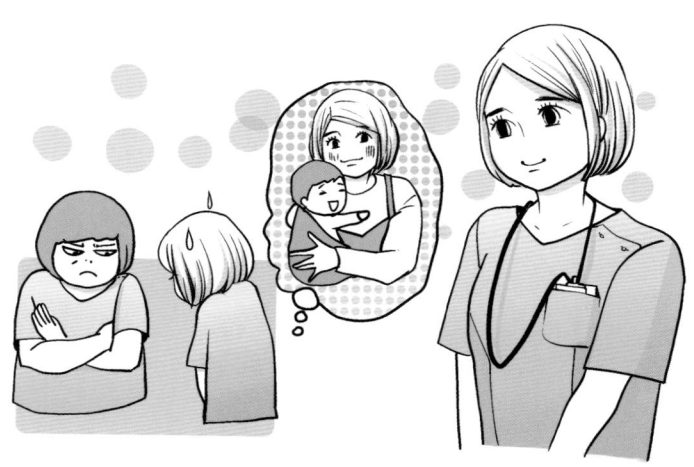

　交際2年を経て28歳で同い年の彼と結婚した舞さんは、忙しい内科病棟で夜勤を続ける生活に困難を感じていた。また、子どもは自然に授かるものだと考えていたが、結婚後2年が経過しても妊娠に至らず、夫を通じてその両親からは多忙な仕事量をセーブしてはどうかと言われていた。看護が好きでこの世界で精一杯がんばってきたという自負もある。キャリアにブランクをつくらず仕事を続けたい意欲と、子づくりに専念するほうがよいかとの迷いで揺れていた。夜勤のない退院調整部門への異動希望も出してみたが定員が少なく、育児休暇復帰の職場として希望者が多く、空きがない状況。退職を考え始めていた。

☛ この状況を……

● 他人事として整理する

● 相談事ならこう答える

● 自分事ならこうする

【川﨑の助言◉結論を出すことを急がない】

　周囲に理解者不在のまま悩んできた舞さんのような場合、上司に自分の状況や希望がしっかり伝わっていない可能性があります。伝わっているつもりになっているのかもしれません。改めて、組織に率直な気もちを伝えることを勧めます。舞さんの状況的に、すぐ退職の結論を出すのではなく、勤務が継続できるよう相談することが重要です。管理職もこうしたコミュニケーションは大切に時間を割いてくれるのが常で、そうでない際には退職も視野に入れましょう。

Case 6　彩さん［31歳］

同僚のモチベーションの低さに
自らのやる気も下がる

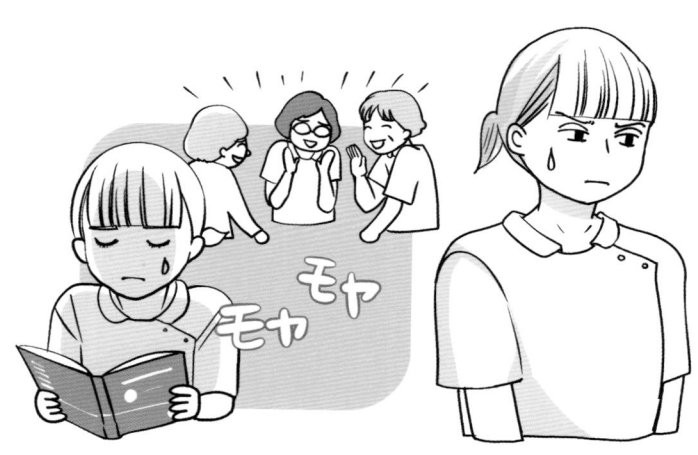

　夜勤の勤続疲労、体重減少と不眠症から外来勤務に異動した彩さんは、看護師としての自信を失っていた。ただ、過去の「ばりばりはたらく輝かしい自分」の姿を追い求めて悩んでいた。外来にはさまざまな理由で夜勤のできない看護師が集まっており、純粋に外来看護がしたい者は数えるほどであった。時間を見つけてさまざまなセミナーや学術集会に参加して知識を増やすことに努めては、そうした場で出会う人たちの学ぶ意欲の高さに触発されて、同じ時間をともにしている喜びを感じていた。その反面、職場に戻ると同僚のやる気のなさが気になってますます距離を置くようになり、職場から気もちが離れていくのを感じていた。

☛ この状況を……

☛ 他人事として整理する

☛ 相談事ならこう答える

☛ 自分事ならこうする

【川﨑の助言◉モチベーションは人によってさまざま】

　看護部ではさまざまな理由で本人が望まない部署異動が行われることがあり、一時的にモチベーションが下がることがままあります。また、そもそも仕事の優先順位は人によってさまざまで、誰もが高いモチベーションではたらいているわけではありません（p.130）。

　ただ、人は環境や他者の影響を受けて変化することができます。彩さん自身がその影響を与える存在になることもできることを知ってもらいたいです。

Case 7　佳奈さん［27歳］

後輩のメンタル不調による
休職は自分の責任と考え、悩む

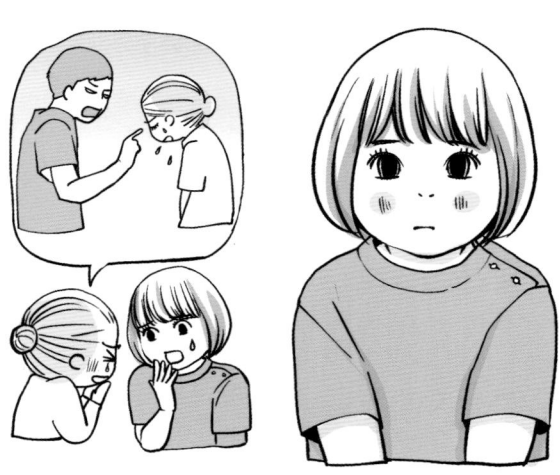

　　今年から新人教育を担当する佳奈さんの部署に4人の新卒が配置になった。2月の段階で師長から指導者として指名されたことに嬉しさいっぱいで、5歳年下になるその4人は誰一人欠けることなく育てたい、自分が新人のときに指導してくれた憧れの先輩のように、教えてあげたいと考えていた。しかし、3か月後、新人の1人が突然欠勤し、職場不適応になっていたことを知った。師長からは「あなたの指導が悪かったわけではないから心配しないで。佳奈さんがいない日に指導に入った真奈さんに、『そんなことも教えられなかったの!?　それじゃ安心して患者を任せられない』と叱責されたことがきっかけで、自分は看護師に向いていないという気もちになったようで」と聞かされた。そのショックで、佳奈さんはすっかり自信を失ってしまった。

☛ この状況を……

☛ 他人事として整理する

☛ 相談事ならこう答える

☛ 自分事ならこうする

【川﨑の助言◉ショックの正体を確かめよう】

　佳奈さんが何にショックを受けているのか、心の中をもう少し覗いてみる必要があります。「自分がいないときに他者（真奈さん）が新人看護師を叱責したこと」なのか、「新人から自分に何の相談もなかったこと」なのか、「3か月で1人が欠勤してしまったこと」なのかなど、それは佳奈さん自身でも気づいていないことかもしれません。自らが感じるショックの意味を知ることで、次の具体的な解決策に結びつくことがあります。リフレクションが有効です。

学生の頃にあこがれた海外留学を再び考えている

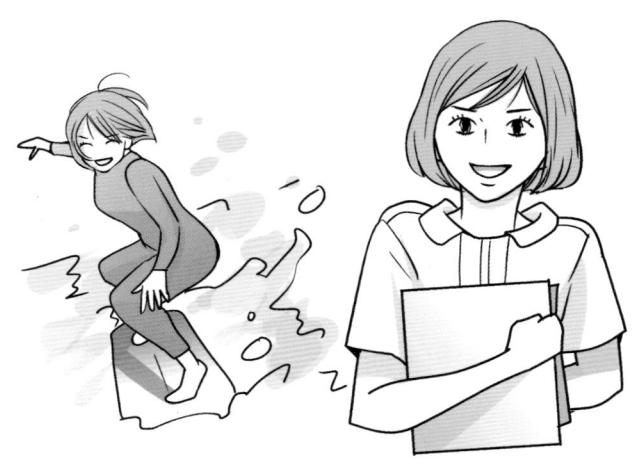

　大学4年生のとき、短期留学を経験していた萌さんは、看護師として生活に余裕ができたら海外でも学んでみたいと漠然とした夢を抱いていた。就職後は血液内科病棟に配属され、造血幹細胞移植患者の看護などの業務も自信をもってこなせるようになり、上司からも同僚からも頼られる存在へと成長してきた。ふと気づくと28歳で主任試験を受けるように声がかかるまでになっていた。結婚を考えている彼氏もいないし、このまま看護師を続けてやがては主任となり、副師長や看護師長に昇任していくのだろうと漠然と考えていた。そんな折、夏休みを利用して再び友人とオーストラリアを楽しく旅する機会を得たなかで、学生時代に思い描いていた夢が頭をよぎるようになっていった。

☛ この状況を……

☛ 他人事として整理する

☛ 相談事ならこう答える

☛ 自分事ならこうする

【川﨑の助言◉今と昔で人の思いは変化する】
　学生時代の漠然とした海外志向と、看護師として一人前に成長した今とでは、その思いの内実に自然と違いがあるだろうと推察します。納得のいくキャリア選択のために、萌さん自身で気もちを整理する必要があります。海外で具体的にどのようなことがしたいのか、それが萌さんにとってどんな意味があるのかなど、萌さんがリフレクションを促進できるような周囲のかかわりが必要です。これは自分一人ではなかなか難しいことで、誰か話し相手を頼りましょう。

Case 9　桃子さん［30歳］

主任試験に直面し、小児科看護を 突き詰めたい自分に気づく

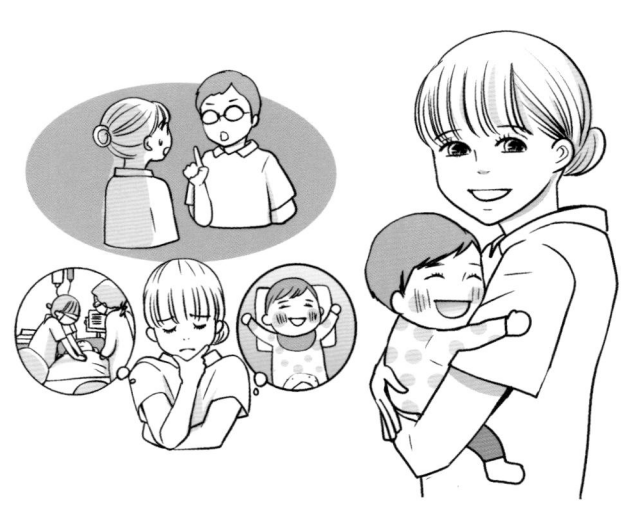

　子どものころから小児科ではたらきたいと考えて看護師になった桃子さんは、念願だったその部署ではたらき続けてきた。上司も桃子さんの能力は高く評価しており、主任試験を強く勧めてきた。ただ、その受験条件の中に、「2か所以上の部署を体験することが望ましい」との付帯条件があることから、看護部長からは現任以外の部署での体験を積んでから主任試験に挑戦してはどうかと勧められた。しかし、30歳になった桃子さんは、小児科以外の部署を体験することに躊躇しており、主任試験はあきらめて、スタッフナースとしてこのまま許されるうちは小児看護を続けるべきかと悩んでいた。

☛ この状況を……

☛ 他人事として整理する

☛ 相談事ならこう答える

☛ 自分事ならこうする

【川﨑の助言◉まわり道することでキャリアは充実する】

　意に染まない異動経験も重ねてきた筆者としてはつい、小児科以外の部署で勤務経験を積むことが、回りまわって桃子さんの好きな小児看護に厚みを与えることにつながることを理解してほしいと考えてしまいます。また、主任という職位はそれまでのスタッフの立場とは違い、職場全体のことにも目を向けることになります。視野を広げ、視点を変えてみることが桃子さんの成長につながることを知ってほしいところです。

Case 10　瞳さん［33歳］

高齢者の暮らしを支援するため、地域ではたらくか悩む

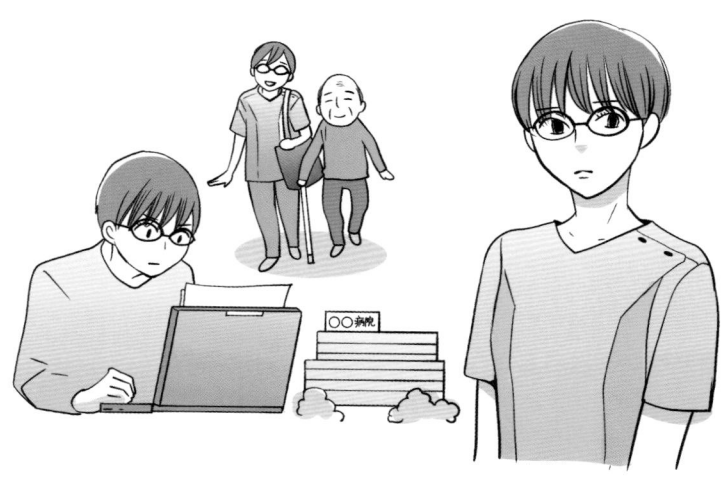

　瞳さんは大学時代に取り組んだ研究課題「日本が抱える高齢者問題」に、卒後もずっと強い関心をもっていた。就職の際にも高齢者を多数抱える病棟への勤務希望を出すほどであった。自分の病棟に入院する患者さんの退院調整を行うなかで、独居高齢者や高齢者夫婦世帯の現状を知り、行政の取り組みのさまざまな課題を感じていた。また、日本における ACP の普及の遅れや、国民の高齢者への無関心さにも考えるところがあった。

　33 歳になった自身がこのまま大学病院の看護師として仕事を継続していくことがよいのか、思い切って仕事の軸を地域社会に移し、患者が暮らす生活のリアルな場で、少しでも高齢者が幸せに暮らせる支援ができないかと考えるようになった。

☛ この状況を……

☛ 他人事として整理する

☛ 相談事ならこう答える

☛ 自分事ならこうする

【川﨑の助言◉次の飛躍のために考える時期】

　30代前半ですでに積み重ねてきた経験値があるようです。その
めざすキャリアの方向性に高齢者看護があり、フィールドも病院か
ら地域へと変化して考えているのはとてもすばらしい自分の育て方
です。ただ、「地域」といっても看護師が活躍する場はさまざまです。
そのいずれではたらくのが瞳さんの思いを実現することになるの
か、もう少し考えてみる必要があるでしょう。この場合も一人で思
い悩むのでなく、周囲に相談できるメンターを探してみることを勧
めます。

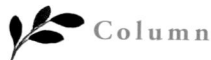

Column

シンプルに生きる

　還暦を過ぎた頃から、長年使い続けて来た身体にも、さまざまな不調を感じるようになりました。今は、心と身体の声を聴き、大事に至る前のメンテナンスを心がけています。体に良くないことはあえて行わず、可能なら排除していこうと考えています。それが、老いていく者の務めのようにも思います。それまでは、ゆっくり自分を振り返る時間も十分に持たないまま、日々忙しさに振り回されてきたように思います。そして、気がつくとたくさんの物に囲まれた生活になっていました。机の周囲には読み切れないほどの雑誌や書類が山積みになっており、ペン立てには、使いきれないほどのボールペンやマーカーペンが立ててあります。結局、必要なときに資料が見つからない、使いたいときに書けないボールペンを手にして、がっかりするということが起こります。いつしか、物から解放されたら、どんなにかすっきりするだろうと考えるようになりました。

　これまでたくさんの物を買い求め、過剰な物の中で暮らしてきました。今ではその存在すらわからなくなっているものも多くあります。物の豊かさは十分に堪能してきましたので、これからは少しずつ物を減らし、物にかけていた時間を少なくしていきたいところです。自分の生き方を見直し、何が大切かを考え、自分自身を磨く時間を大切にしていきたいと思います。暮らし全体の風通しを良くして、大切な人と上質な時間を過ごし、心豊かに生きていきたい。つまり、それが「シンプルに生きる」ということでしょう。

　そんなことをめざした瞬間から不思議と心が穏やかになり、自然の営みに心が向くようになってきました。あなたにも、自分の暮らしを俯瞰してみることをお勧めします。この機会に、自分と物との距離を見直してみてはいかがでしょうか。

（川﨑つま子）

おわりに

　最後までお読みくださり、ありがとうございました。

　コロナ禍が混迷を深める時代、今までのやり方や考え方の多くが適応不能になりました。どう振る舞うことが求められているのかさえ不透明な環境の中でわたしたちは生きています。この猛威が収まった後に何を人びとは行動の基準にし、どんな「当たり前」を求めるのか。人びとの暮らしを支える最大の専門職である看護師にとっては、どんな内容が必要とされるだろうか——。共著者の川﨑つま子さんとともに、そんな思索とディスカッションを繰り返してまとめたのがこの本です。

　この本は、いわゆる「キャリア・マネジメント」のハウツーを伝授するものではありません。職場の異動や人生の選択に迫られる年代の方に向けた自己啓発書に位置づけられる１冊だと思っています。私が専門職という閉鎖環境を研究対象の１つにしていることも、本文で触れました。専門職はそれぞれ独特なギルド（起源は中世ヨーロッパで作られた独占的・排他的な同業職員組合）を、いやギルド的な人間像を形成し、似たように振る舞うことを好みます。そして、その中での振る舞いや関係性や労働環境は、相田みつをさんではないですが人間ですもの、当然似通う部分があります。

　閉じた社会にいると否が応でも近視眼的になります。看護師以外の多くの専門性の高い職場でも、同じコミュニティ「内」での付き合いが「外」よりも濃くなるのはよく見られる現象です。似たような人との付き合いからは新しい刺激は受けにくい。第三者が冷めた目で観察して示す分析結果は、案外正鵠を得ているものです。

　「はじめに」で川﨑さんが前置きして述べられたように、人びとをケアするお仕事を既に選ばれた読者の皆さんにこそ happy に人

生を楽しんでほしい、そのために寄与したいという熱い思いがこの本の根底にあります。女性職のトップランナーとして看護師の社会的役割は大きい。そして、少子・超高齢社会の渦中にあるわが国ではますます大きくなっていくと確信しています。

　第Ⅰ部で、看護師の「中の人」である川﨑さんは主に先人の知恵を精選し、何より自身の経験学習の成果をまとめられました。「外の人」である私からは、経営学者の視点からhappyにはたらくための知恵や知識やその他諸々をまとめました。「ぶつけた」と言ってもよいかもしれません。職業人としての考え方や己を知ること、意思決定、そしてそれらを有効にする勇気について述べています。責任ある立場には（師長や院長といった地位ということでなく、国家資格として認められている看護師として）、意思決定が求められます。時々は苦痛を伴う意思決定をも迫られるでしょう。あなたが選択に惑い、困ったとき、この本の表紙にある扉の絵を思い浮かべてください。あなたを応援したくて、私たちはいつもここにいます。

　第Ⅱ部に掲載した17のワーク（思考トレーニング）は、私がビジネススクールでMBA学生に実際に用いている手法を基に、看護師にとって自然なリアリティがあるように川﨑さんと構成したものです。その練り直しの過程においても、「中の人」と「外の人」で同じ現象を違う言葉で語っていることに今更ながら気づくことが多く、非常にエキサイティングでした。各章でそれぞれ解説と助言を記していますが、万人に通用する正解というものではありません。私たちだったらの「他人事」としての助言で、本当の正解はあなたの中にあります。

　本書刊行にあたって多くの方々のご支援をいただきました。医療界の「外の人」である経営学者の私を川﨑さんと医学書院の青木大祐さんに引き合わせてくれたのが、二見茜さん（看護師・多文化看護研究者）でした。私のイノベーション・マネジメント研究科の同

僚の米倉誠一郎先生の授業に参加されていたことから知り合うという僥倖でした。人の縁を紡ぐ彼女の並外れた能力に感謝し、心からお礼を申し上げます。

　なお、本研究科では毎年ヘルスケア・マネジメントに興味がある医療従事者（看護師や保健師、医師も薬剤師なども）、介護従事者、病院や介護施設の経営に携わる方やこうしたケアの世界でのキャリアを積みたい方対象に「ヘルスケア・マネジメント講座」の履修証明プログラム生を募集しています。ビビっと来られた方はぜひネット検索してみてください。もちろん MBA を取りにいらっしゃる方も大歓迎です。夜間と時々土曜日で、ネットでも受講できて学位もとれます。これからの看護師には経営学の知識こそ必要だと思ってくださったら最高に幸せです。

　また、素敵なイラストを多数描き下ろしていただいた広田奈都美さんに感謝の気もちでいっぱいです（私は以前から広田ファンでした）。編集の青木さんは私たちの絶妙な伴走者でした。さらに誰より、本づくりの相棒（というには恐れ多いですが）川﨑さんに感謝が尽きません。最高の協働ができました。心からのお礼を申し上げます。最後に、いつも私の暮らしをさりげなく助けてくれる家族、高田良一と医療の最前線にいる高田圭に感謝を捧げます。

　この本が看護師の皆さんのお役に少しでも立てば、これ以上の喜びはありません。傍におられる誰かのお役に立ち、その気もちを楽にすること。それは私のような「外の」研究者にとっても本望なのです。

2022 年 12 月　靖国神社の裏の研究室にて

高田朝子

著者紹介

川﨑つま子◉ Tsumako Kawasaki【次頁, 右】

岩手県出身。1978年国立埼玉病院附属看護学校卒業、1988年日本赤十字社幹部看護師研修所卒業、2007年放送大学卒業、2010年東京医療保健大学修士課程修了（看護マネジメント学コース）、同年認定看護管理者（日本看護協会）。国立国際医療センター病院（現・国立国際医療研究センター病院）、大宮赤十字病院（現・さいたま赤十字病院）附属専門学校専任教員、同病院看護師長等を経て、小川赤十字病院、足利赤十字病院、東京医科歯科大学医学部附属病院で看護部長を歴任。同病院で副院長兼務後、患者相談室長、病院長補佐を経て現在、患者相談室長補佐と大坪会グループ看護局長のダブルワークに。研究テーマは、病院看護部におけるグループリフレクションとマネジメント力の強化など。趣味は読書、ウォーキング。

高田朝子◉ Asako Takada【次頁, 左】

1987年立教大学経済学部卒業。モルガン・スタンレー證券株式会社勤務を経て、1992年サンダーバード国際経営大学院修士課程修了。1996年慶應義塾大学大学院経営管理研究科修士課程修了、2002年同博士取得（経営学）。高千穂大学経営学部専任講師などを経て2008年法政大学経営大学院イノベーション・マネジメント研究科准教授、2010年教授。研究テーマは、リーダーシップ、危機管理、組織行動、ネットワーク、女性管理職など。単著『危機対応のエフィカシー・マネジメント』（慶應義塾大学出版会, 2003.）、『女性マネージャーの働き方改革2.0』（生産性出版, 2019.）、共著『高齢者の生活とリタイアメントコミュニティ』（創成社, 2007.）、『本気で、地域を変える』（晃洋書房, 2021.）、など多数。趣味は旅行と食べ歩き。

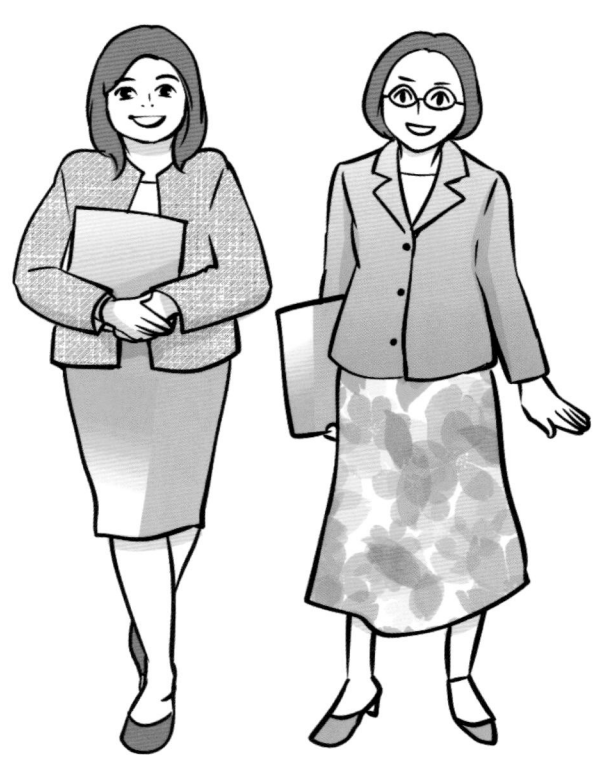